JN079425

医薬品・医療機器開発ケーススタディー

ロキサデュスタット

バイオベンチャー及びグローバルファーマの視点からみた
開発ストーリーと多角的アプローチによる開発戦略の分析

—— 編 集 ——

筑波大学つくば臨床医学研究開発機構（T-CReDO）

薬事日報社

本書をバイオ医薬品の開発に多大なる情熱を注いだTom Neff氏に捧げる

Dedicated to Tom Neff, who brought great passion to the development of biopharmaceuticals

はじめに

　本書は，筑波大学が2016年から実施している「グローバル医薬品・医療機器開発マネジメント講座」で提供する実際の開発事例を元にした教育プログラムの一部を纏めたものであり，医薬品・医療機器の開発に携わる方，これらに関連する事業に関わる方，そして初学者に向けた教材として提供することを目的としている．

　2020年には新型コロナウイルス感染症 (COVID-19) の猛威のもと，ヘルスケア産業に対する注目は否が応にも高まることとなったが，本講座も注目の高さにも関わらず開催形式をオンラインへと変更せざるを得なかった．折しも2019年のノーベル賞に関連する話題であること，日本企業 (アステラス製薬) による開発であること，さらに本講座の企画に深く関わりのある松本正博士が探索段階から関わっておられたことから，「ロキサデュスタット」をテーマとして取り上げ，初めてのオンライン開催に臨んだ．

　医薬品・医療機器の製品開発は，それ自体が人々の生命や健康に大きく影響を及ぼすことから，安全性を始めとする極めて厳しい規制が張り巡らされている．さらに各国の医療事情や生産，流通事情までを含んだ環境の違いが影響し，自動車やICTなど他の産業とは大きく異なった性質を有している．日本は国民皆保険のもとで人類史上まれに見る健康長寿社会を実現し，それに伴い国内の医療産業も発展を遂げてきた．一方で，過去20年ほどのいわゆる「イノベーション」創出の状況を鑑みると，革新的な製品開発や輸出入の状況からも，欧米や中国と比較して，かつてのような高い競争力を維持しているとは言い切れない．

　ロキサデュスタットの開発プロジェクトが始まった2000年代前半，多くの製薬企業は2010年問題と呼ばれた大型新薬の特許切れを理由とする事業収入の劇的な減少に怯えていた．科学的な成果として，2001年にはヒトの全ゲノム配列に関する論文が発表され，米国ではこれらの成果を元にしたBiotech企業が森立した．田中耕一博士がノーベル化学賞を受賞し，細胞内タンパク質の網羅的な解析が加速したのもこの時期である．それまでトレンドとして存在していたタンパク質リン酸化酵素阻害剤による分子標的医薬品開発から，生物製剤や抗体医薬品が実際に製品化され，さらに再生医療，遺伝子治療，ユビキチン－プロテアソーム系や転写因子といった多様なターゲット分子を対象とする医薬品開発という新しい方向性に切り替わる上での基礎科学的な方向性が示された．このようなトレ

ンドの中で，製薬各社にとってはサイエンスとビジネスの双方からドラスティックに変革しつつある時代背景が存在していた．

　本書では，まず2019年にウィリアム・ケリン（William G. Kaelin Jr.）博士らのノーベル生理学・医学賞の受賞理由となった科学的な発見（生体・細胞の酸素検知）から創薬ターゲットの発見，そして実際の治療薬の開発までの経緯を紐解く．医薬品開発においては，ビジネス戦略としての臨床開発計画が大きな比重を占める．Tom Neff氏（ロキサデュスタット創出企業のFibroGen社CEO）はなぜ山之内製薬（現・アステラス製薬）をパートナーに選んだのか？　どのような背景の中で開発途上の困難に直面し，それらを解決したのか？　なぜ当時は一般的に評価されていなかった中国市場に着目し，世界で最初に上市するまでに至ったのか？　どのような経緯で日本の大手製薬企業が米国のベンチャー企業との協業を決断するに至り，10年以上にわたる共同開発を成功させたのか？　などについて，当時の状況を知る当事者の方々の声を収載している．さらに，本講座で使用した参考資料を元に，エリスロポエチンから始まった貧血治療の革新の経緯と市場（疾病構造）の変化，各種製品開発，プロダクトサイクルなど，臨床開発戦略とそのビジネス戦略について考察している．資料としては分析的な観点から同製品の開発の流れを確認できるように構成し，競合製品との関わりからビジネスと製品開発の双方の状況を学び，戦略について議論を行うための情報を提供している．

　本書は革新的な医療の提供という大きな目的を達成するための方法論として医薬品開発の事例を紹介しているが，同時に観察的な事実としてビジネスの側面にも触れている．具体的な事例としての医薬品開発及び過去20年間の医薬品産業のダイナミズム双方の観点から，個別学習や事業戦略策定の参考，そしてそこに携わった関係者の方々の人間模様も興味深くお読みいただけるであろう．筑波大学による本講座の取り組みと合わせて，日本から医療イノベーションを創出し，世界の医療環境の革新を目指す皆さんの一助となれば幸いである．

　2022年5月

執筆者一同

目　次

Part 2 ▶▶ 様々な分野からみた開発

執筆/編集協力者

渡邉真哉（筑波大学附属病院水戸地域医療教育センター　茨城県厚生連総合病院水戸協同病院/筑波大学 T-CReDO＊）

小柳智義（筑波大学 T-CReDO＊）

松本　正（株式会社レクメド/筑波大学客員教授）

須藤勝美（筑波大学 T-CReDO＊）

共同執筆者

町野　毅（筑波大学 T-CReDO＊）

野口裕史（筑波大学 T-CReDO＊）

古屋欽司（筑波大学 T-CReDO＊）

筑波大学エクステンションプログラム Alumni の会 tri-stars＊＊

（新井邦生，炭谷徳人，高崎竜史，高野六月）

監 修

池野文昭（スタンフォード大学/筑波大学客員教授）

荒川義弘（筑波大学 T-CReDO＊）

＊筑波大学つくば臨床医学研究開発機構

＊＊tri-stars は，筑波大学エクステンションプログラム Alumni の会です．「参加者の相互学習」をモットーに参加者や外部からボランティア講師を募って，1～2ヵ月に1回程度勉強会・交流会を開催しています．会社組織の所属・職種・世代の違いだけでなく，業種の垣根も越えた交流が特徴で，Alumni メンバーでなくても，またライフサイエンス・ヘルスケア以外の異業種の方であっても，自由に参加できる運営としております．

ロキサデュスタットの概要

渡邉 真哉，町野 毅

一般名：ロキサデュスタット

製品名：エベレンゾ® 錠20 mg，同錠50 mg，同錠100 mg

製造販売：アステラス製薬株式会社

提携：FibroGen Inc.

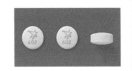

　ロキサデュスタットを有効成分とするアステラス製薬の腎性貧血治療剤「エベレンゾ® 錠」が2019年8月29日に開かれた薬事・食品衛生審議会医薬品第一部会で承認が了承され，同年11月20日に発売された．それまで腎性貧血の治療は，赤血球の産生を促すエリスロポエチン（EPO）を体内に補う赤血球造血刺激因子製剤（ESA 製剤）の投与が主流だったが，低酸素誘導因子プロリン水酸化酵素（HIF-PH）阻害薬という新規の作用機序を有する世界初の医薬品として大きな注目を集めることとなった．

　腎性貧血は，腎臓病が原因で起こると診断された貧血のことであり，国内の患者数は30万人以上と推測されている．腎臓では様々なホルモンが産生されているが，その1つが赤血球を作る働きを促進するEPOである．腎臓疾患などによって腎機能が低下すると，腎でのEPO産生量が減少し，赤血球を作る能力が低下して貧血が起こりやすくなるとされており，特に糖尿病性腎症では，他の腎疾患に比べて早期から貧血がみられることが分かっている．

　従来，腎性貧血患者に対しては，注射剤であるエスポー® やミルセラ®，ネスプ® などのESA 製剤を2〜4週ごとに投与し，不足しているEPOを補う治療が行われてきた．これに対し，初めての経口投与の腎性貧血薬である「ロキサデュスタット」は，生体が低酸素状態におかれたときに誘導される生理学的反応を応

用して赤血球の産生を促進し，貧血を改善させる作用を持つ．また，経口薬のロキサデュスタットは，ESA製剤のように通院や入院による投与を必要とせず，自宅などで服用できるため，医療従事者や患者の負担が軽減するというメリットもある．

生体は低酸素状態におかれて酸素が足りなくなると，低酸素状態で働く転写調節因子(HIF)が貧血による酸素供給の低下を感知してEPOの産生を促す作用が働くことが分かっているが，この仕組みを応用したものがロキサデュスタットである．HIFを不活性化する作用があるHIF-PHを阻害すれば，正常酸素状態でもHIFの活性が維持されてEPOが赤血球を増やし，結果的に貧血が改善することになる．

ロキサデュスタットの登場は，それまで行われていた注射剤であるESA製剤による「不足しているEPOを補充する」という治療法に，生体の生理的機序を利用してEPO産生を促す経口薬という新たな治療法の選択肢を与えたと言えるであろう．

適応症（効能・効果）と用法・用量

発売時の効能・効果は「透析施行中の腎性貧血」であったが，2020年11月27日に「腎性貧血」と腎性貧血全般に拡大された．なお，効能又は効果に関連する注意として，投与開始の目安は，血液透析患者ではヘモグロビン濃度で10g/dL未満，腹膜透析患者ではヘモグロビン濃度で11g/dL未満とされている．

用法用量については，赤血球造血刺激因子製剤で未治療の場合，「通常，成人には1回50mgを開始用量とし，週3回経口投与する．以降は，患者の状態により適宜増減するが，最高用量は1回3.0mg/kgを超えないこととする．」とされている．また，赤血球造血刺激因子製剤から切り替える場合は，「通常，成人には，1回70mg又は100mgを開始用量とし，週3回経口投与する．患者の状態に応じて適宜増減するが，最高用量は1回3.0mg/kgを超えないこととする．」とされている．

医薬品の投与期間について

　医薬品の投与期間には様々なルールが設けられている．新医薬品に関しては，1年間は14日間までの処方しかできないため，ロキサデュスタットに関しても薬価収載から1年間は14日間の投与期間制限が設けられた．詳細については**表1**を参照されたい．

薬価と薬価改定

　2019年11月の中央社会保険医療協議会総会において，協和キリンのESA製剤「ネスプ®」を最類似薬とする類似薬効比較方式Iで薬価が算定され，20 mg 387.40円/錠，50 mg 819.20円/錠，100 mg 1443.50円/錠とされた（**図1**）．

　なお，2020年4月の薬価基準改正により，以下のとおり薬価が改定された．
エベレンゾ錠20 mg：375.4円
エベレンゾ錠50 mg：793.9円
エベレンゾ錠100 mg：1399円
　2020年度診療報酬改定では，従来の皮下注射もしくは透析中の回路内注射のESAと異なり，新たな投与経路である経口投与の腎性貧血治療薬であるロキサ

表1　投与期間に制限が設けられる医薬品等

- 麻薬及び向精神薬取締法（昭和28年法律第14号）第2条第1号に規定する麻薬（30日を限度とされているものを除く．）
- 麻薬及び向精神薬取締法第2条第6号に規定する向精神薬（30日又は90日を限度とされているものを除く．）
- 新医薬品（医薬品，医療機器等の品質，有効性及び安全性の確保等に関する法律（昭和35年法律第145号）第14条の4第1項第1号に規定する新医薬品をいう．）であって，使用薬剤の薬価（薬価基準）への収載の日の属する月の翌月の初日から起算して1年（厚生労働大臣が指定するものにあっては，厚生労働大臣が指定する期間）を経過していないもの（抗HIV薬等の例外的な取扱いのものを除く．）

腎性貧血薬（ダルベポエチンの先行品，後発品，後続品，HIF-PHD阻害薬）の比較			
	先行バイオ医薬品	後発バイオ医薬品	バイオ後続品	HIF-PHD阻害薬
販売名	ネスプ注射液プラシリンジ	ダルベポエチン アルファ注シリンジ「KKF」	ダルベポエチン アルファ BS注シリンジ「JCR」 同BS注シリンジ「三和」 同BS注シリンジ「MYL」	エベレンゾ錠
一般名	ダルベポエチン アルファ（遺伝子組替え）	ダルベポエチン アルファ（遺伝子組替え）	ダルベポエチン アルファ（遺伝子組替え） ［ダルベポエチンアルファ後続1］ ［ダルベポエチンアルファ後続2］ ［ダルベポエチンアルファ後続3］	ロキサデュスタット
効能・効果	①腎性貧血 ②骨髄異形成症候群に伴う貧血	①腎性貧血	①腎性貧血	透析施行中の腎性貧血
用法・用量	①＜血液透析患者＞ ・初回用量 略 ・維持用量 成人：週1回15～60μgを静脈内投与（週1回投与で貧血改善が維持されている場合には2週に1回30～120μgも可） 小児：週1回5～60μgを静脈内投与する（週1回投与で貧血改善が維持されている場合には2週に1回10～120μgも可） いずれの場合も，最高投与量は，1回180μg ＜腹膜透析患者及び保存期慢性腎臓病患者＞ 略 ② 略			①エリスロポエチン製剤（ESA）で未治療の場合 成人：1回50mgを開始用量とし，週3回経口投与（最高用量は1回3.0mg/kg） ②ESAから切り替える場合 成人：1回70mgまたは100mgを開始用量とし，週3回経口投与（最高用量は1回3.0mg/kg）
薬価	5μg　1,204円 10μg　2,195円 15μg　3,123円 20μg　3,957円 30μg　5,746円 40μg　7,019円 60μg　10,102円 120μg　17,801円 180μg　24,864円 （1日薬価：642円※）	5μg　826円 10μg　1,459円 15μg　2,032円 20μg　2,573円 30μg　3,586円 40μg　4,539円 60μg　6,327円 120μg　11,162円 180μg　15,560円 （1日薬価：402円※）	（現時点で未収載）	20mg　387.40円 50mg　819.20円 100mg　1,443.50円 （1日薬価：465.80円※）
製造販売業者	協和キリン（株）	協和キリンフロンティア（株）	後続1：JCRファーマ（株） 後続2：（株）三和化学研究所 後続3：マイランEPD（同）	アステラス製薬（株）

※ エベレンゾ錠の国内第Ⅲ相試験での平均投与量に基づき1日薬価を算出

図1　ロキサデュスタット発売時の薬価比較

出典：中央社会保険医療協議会資料（第432回，令和元年11月13日）

デュスタットの登場を踏まえ，同剤を院外処方した場合の新点数設定が行われた．これまでの人工腎臓の点数には，エリスロポエチン製剤などの費用が包括されていたが，ロキサデュスタットを含むHIF-PHD阻害薬を院外処方する場合，医療機関では腎性貧血治療薬を用いなくなり，薬剤費用を負担しなくなるため，人工透析に関してはその分を除外した点数を設定する方向性で，主に次のような見直しが行われることとなった．

【慢性維持透析を行った場合1】

（透析用監視装置26台未満で，1台当たり外来人工腎臓患者数割合が3.5未満，水質管理を適切に実施し，透析機器安全管理委員会（責任者として専任医師または専任臨床工学技士）を設置）

- 「HIF-PHD阻害薬の院外処方」以外
  - ▽4時間未満：1924点（56点減）
  - ▽4時間以上5時間未満：2084点（56点減）
  - ▽5時間以上：2219点（56点減）
- HIF-PHD阻害薬を院外処方
  - ▽4時間未満の場合：1798点（新）
  - ▽4時間以上5時間未満：1958点（新）
  - ▽5時間以上：2093点（新）

【慢性維持透析を行った場合2】

（透析用監視装置26台以上で，1台当たり外来人工腎臓患者数割合が3.5以上4.0未満，水質管理を適切に実施し，透析機器安全管理委員会（責任者として専任医師または専任臨床工学技士）を設置）

- 「HIF-PH阻害薬の院外処方」以外
  - ▽4時間未満：1884点（56点減）
  - ▽4時間以上5時間未満：2044点（56点減）
  - ▽5時間以上：2174点（56点減）
- HIF-PH阻害薬を院外処方
  - ▽4時間未満の場合：1758点（新）
  - ▽4時間以上5時間未満：1918点（新）
  - ▽5時間以上：2048点（新）

【慢性維持透析を行った場合3】（1・2以外）

- 「HIF-PH阻害薬の院外処方」以外
  - ▽4時間未満：1884点（56点減）
  - ▽4時間以上5時間未満：1999点（56点減）

▽5時間以上：2129点（56点減）
・HIF-PH阻害薬を院外処方
　　▽4時間未満の場合：1718点（新）
　　▽4時間以上5時間未満：1873点（新）
　　▽5時間以上：2003点（新）

【その他の場合】
　　▽1580点（増減なし）

Part 1

開発ストーリー

▶▶ ロキサデュスタット開発年表

年次	主な出来事
1993年	米国カリフォルニアでFibroGen社設立
2002年	FibroGen社の化合物ライブラリーを用いたHIF-PH阻害の結果が論文発表される（W.G. Kaelin Jr. *et al.*, 2002）
2003年	FibroGen社がロキサデュスタットを含むHIF-PH阻害剤の日本におけるパートナー提携をアステラス製薬（当時・山之内製薬）に打診
2005年6月	FibroGen社とアステラス製薬が日本での開発に関する導入契約を締結
2006年4月	アステラス製薬とFibroGen社のHIF-PH阻害剤欧州開発に関する共同開発契約が締結
2007年5月	米国においてFG-2216の保存期第Ⅱ相試験で劇症肝炎による死亡例が発生，ロキサデュスタットを含むすべての治験が一時中断
2008年3月	FDAにより治験再開が認められる．FibroGen社及びアステラス製薬は開発化合物をロキサデュスタットに切り替え，グローバルでの共同開発を再開
2009年8月	アステラス製薬がロキサデュスタットの日本開発を開始
2013年7月	FibroGen社がアストラゼネカ社とロキサデュスタットの共同開発契約を締結
2017年10月	中国においてFibroGen社が透析期及び保存期の患者を対象とした承認を申請
2018年9月	日本においてアステラス製薬が透析期の製造販売承認を申請
2018年12月	中国においてFibroGen社が透析期の承認を取得
2019年8月	中国においてFibroGen社が保存期の承認を取得
2019年9月	日本においてアステラス製薬が透析期の製造販売承認を取得
2019年10月	ウィリアム・ケリン（William G. Kaelin Jr.）博士らが「細胞による酸素量の感知とその適応機序の解明」に対する功績で，ノーベル生理学・医学賞を授賞
2019年12月	米国においてFibroGen社が透析期及び保存期での承認を申請
2020年1月	日本においてアステラス製薬が保存期の製造販売承認を申請
2020年4月	欧州でアステラス製薬が透析期及び保存期での製造販売承認を申請
2020年11月	日本においてアステラス製薬が保存期における製造販売承認を取得
2021年6月	EMAのCHMPが腎性貧血患者に対するロキサデュスタットの使用に関する肯定的意見を採択
2021年7月	FDAのCRDACが腎性貧血の治療薬としてロキサデュスタットを承認しないことを推奨することを決定
2021年8月	FDAが腎性貧血の治療を目的としたロキサデュスタットのNDA申請について完全回答書を発行．ロキサデュスタットのNDA申請を現状のままでは承認せず，再提出の前にロキサデュスタットの追加の臨床試験を行うことを要求
	欧州委員会（EC）が，腎性貧血を有する成人患者の治療薬として、ロキサデュスタットを承認
	米国においてFibroGen社が化学療法誘発性貧血を対象としたロキサデュスタットの有効性と安全性を検討する第Ⅱ相試験であるWHITNEY試験の良好な結果を発表

ロキサデュスタット開発物語
―バイオベンチャー（FibroGen社）の視点から―

松本 正
株式会社レクメド/筑波大学客員教授

　本稿では，筆者の最高の友人であり，2019年8月26日に急逝したTom Neffがバイオ医薬品の開発に捧げた生涯について述べる．

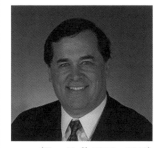

(Tom Neff: 1954 – 2019)

　　　　　　　　　　　　　―FibroGen社ウェブサイトからの引用

We are forever grateful to Tom for his decades of leadership and passionate commitment to driving innovation in areas of urgent therapeutic need in the biopharmaceutical field. Tom reached the lives of many through his visionary thinking and entrepreneurial spirit.

私たちは，バイオ医薬品分野における差し迫った治療上のニーズに応えるためのイノベーションを推進するために，Tomが発揮したリーダシップと情熱に対する感謝を忘れることはないでしょう．彼は将来を見通す思考と起業家精神を通して，多くの人々を救ったのです．

開発前夜―FibroGen社の設立―

　ロキサデュスタット（Roxadustat）は，米国の革新的バイオベンチャーであるFibroGen社によって創製された．同社の創始者であるTom Neffは，大学卒業後，米国のウォールストリートでバイオベンチャー企業への投資を手がけることになる．有力なプロジェクトに対して資金を提供し，プロジェクトが成功した場

合に報酬を受け取る手法で，アムジェン社のエリスロポエチン（EPO）など，複数のバイオ製品を世に出すことに貢献し，将来を期待される若き投資家として注目を集めていた．

　Tomは学生時代から知識欲が人一倍強く，特に生物学に対する旺盛な好奇心から，常に最先端の知識を吸収していた．そのようななか，Tomが注目したのが組織の繊維化である．彼は多くの疾患が組織の繊維化と深く関わっており，繊維化をブロックすることができれば，様々な疾患をコントロールできると考えた．そこで，フィンランドのKivirikko博士を迎え，1993年に米国カリフォルニアにFibroGen社を設立したのである．

　設立当時の研究テーマは，組織繊維化の原因となるコラーゲン繊維の生成抑制であった．コラーゲン繊維には3本のプロコラーゲンタンパクが存在するが，この3本が3本鎖を巻く過程で，プロコラーゲン-プロリンジオキシゲナーゼ（プロリル4―ヒドロキシラーゼ）によって，-Gly-Xaa-Yaa-のYaaの位置にあるプロリン残基が水酸化されて4－ヒドロキシプロリン残基になる．プロリンの構造変化によって3本鎖のコラーゲンが出来上がることから，Tomはこのプロリン水酸化酵素を選択的に阻害できれば組織の繊維化が抑制できると考えた．そして，世界中からこの酵素の阻害剤となる可能性がある化合物を収集するとともに，この分野の中心的研究者であるGunzler博士をFibroGen社に迎えた．最初に手掛けた適応は，術後の瘢痕の防止である．手術の傷跡は一生涯残るため，傷跡を残さない薬剤はないかと考えたのである．

　コラーゲンの生成阻害と並んでTomが注目したのは，CTGF（Connected Tissue Growth Factor）という分子である．この分子はGrowth Factorとなっているが，通常の状態では検出されず，細胞が障害を受けた際に障害部位で細胞外マトリックスの構築（繊維化促進など）を行うことから，この抗体を作成してCTGFの作用を抑えることができれば，やはり組織の繊維化が抑えられると考えた．その最初の適応として腎の繊維化抑制をターゲットとし，1999年に日本のパートナーとして大正製薬にライセンスしたものの，なかなか良い抗体＊が生まれなかった．その後，大正製薬との提携は解消し，FibroGen社は苦しい時代を迎えることになる．

＊現在，本プロジェクトからPamrevlumabという抗体製剤が生まれており，間質性肺炎と特発性肺線維症，膵臓癌，デュシェンヌ型筋ジストロフィー（Duchenne muscular dystrophy）に対する臨床試験が進行している．最近では，COVID-19の患者に対しても臨床試験が行われ，ロキサデュスタットに続く大型のバイオ製品と期待されている．

転機 ─HIF論文との出会い─

2001年，FibroGen社に転機が訪れる．Tomは日ごろから熱心に科学論文に目を通していたが，HIF（hypoxia-inducible factor；低酸素誘導因子）がコラーゲンの生成に関わっているプロリン水酸化酵素の影響を受けてコントロールされているという論文を見つけたのである．この論文に目を通したとき，彼の頭の中に，HIFをコントロールすることができれば，全く新規の経口貧血治療薬ができるとひらめいたに違いない．

Tomはウォールストリート時代にEPOの開発を支援した経験から，その市場の大きさを十分に理解していた．さらに，偶然にもFibroGen社には，彼が世界中から集めていたプロリン水酸化酵素阻害剤のライブラリーが揃っていた．彼は決断するとすぐに行動を起こしたくなる性分で，FibroGen社は直ちに化合物スクリーニングを実施し，時を置かずしてFG-2216というリード化合物の同定に成功した．その後，動物モデルにおいて赤血球増加効果が確かめられたのである．

2002年の末頃，Tomが興奮してその結果を筆者に見せてくれたことを記憶している．同年にはFibroGen社の化合物ライブラリーを用いたHIF-PH阻害の結果が論文発表され（W.G. Kaelin Jr. et al., 2002），2019年にはKaelin博士らは「細胞による酸素量の感知とその適応機序の解明」に対する功績により，ノーベル生理学・医学賞を授賞している．

アステラス製薬との提携

2003年になると，早速Tomは日本企業にHIF-PH阻害の技術をライセンスしようと考え，日本の製薬企業との交渉を始めることとなった．当時はEPO全盛時代であったため，本当に低分子の経口剤でEPOと同じ効果が出るのか半信半疑の企業もあったが，山之内製薬（現・アステラス製薬）は，当初からFibroGen社のプロジェクトに強い関心を持ち，日本の企業の中で一番先に経済条件を提示してくれた．

ライセンス契約の最終締結までには約1年を要したが，途中の一番重要な詰め

の交渉では，山之内製薬の竹中登一社長（当時）が別室で待機され，ライセンス担当者が私たちと竹中社長との間を何度も往復し，最終的にFibroGen社の要求をその場で受け入れてくれた．このとき，FG-2216のフェーズ1試験が進行中で，すでに健常人で赤血球の増加が確認されるデータが出ており，ヒトでのPOCが取れていたことも交渉がスムーズに進む一因となった．

　その後，アステラス製薬との間では欧州におけるライセンス交渉も成立した．この交渉では，米国と中国を含む全世界における権利を求められたが，Tomは，米国と中国は企業価値に大きな影響を与える重要な市場だと考えており，この化合物の価値が最大化するまで自分の手元に保有しておきたいと考えていた．

FibroGen China の設立

　Tomは日本が大好きだった．中国への導入に関しても，一時は日本の製薬企業にライセンスしたいと考え，積極的に日本の企業を訪問した．そのとき，Tomは投資家としての経験も踏まえ，事前に米国のコンサルタント会社にリサーチを依頼し，中国市場の将来的な可能性を研究していた．彼自身の予測と日本企業が提示したマーケット予測と比較したところ，日本の製薬企業はあくまでその当時のEPOの市場の何割を獲得できるかを予測しただけで，各社が出してきた数字はTomが行ったマーケット予測の10分の1以下であった．

　TomはFibroGen社の低分子経口剤は，金銭的な事情からEPOの購入が難しい患者層にも適応が可能で，その数は当時のEPOの市場の何倍も存在しているのに，日本企業はその市場を掘り起した予測ができていないということで，日本の製薬企業へのライセンス活動を断念した．その後，自社で中国における開発を進めるため，FibroGen Chinaを設立する．FibroGen Chinaによって，ロキサデュスタットを海外からの導入品ではなく，中国国内製品と同様の扱いとし，開発スピードを加速させたことで，結果的には中国が世界で最初にロキサデュスタットを承認した国となった．

アストラゼネカ社との共同開発
―米国・中国市場への導入―

　2013年7月31日，FibroGen社は，アストラゼネカ社とロキサデュスタットの共同開発契約の締結を発表した．その経済条件は，同日付のプレスリリースに以下のように記されている．

"AstraZeneca will pay FibroGen committed upfront and subsequent non-contingent payments totaling $350 million, as well as potential future development related milestone payments of up to $465 million, and potential future sales related milestone payments in addition to tiered royalty payments on future sales on FG-4592 in the low 20% range."

（アストラゼネカ社は，FibroGen社に対して，一時金及びその後の支払いとして合計3億5000万USドルを無条件で支払うこと，さらにFG-4592の売上に対する20％台の段階的なロイヤリティに加えて，将来的な売上及び開発に対して最大4億6500万USドルを支払うことに合意しました．）

　米国で進行していたフェーズ3試験は，FDAからの要請で総勢10,000人規模に達していたが，未上場のFibroGen社単独では開発資金の調達がかなり厳しい状態だった．それにも関わらず，Tomは米国と中国をライセンスという形にせず，あえて共同開発とすることにこだわった．

　Tomは誰よりもロキサデュスタットの市場の大きさを理解しており，この薬が上市されることで，EPOが独占していた貧血治療薬の世界地図が大きく塗り替えられると予見していた．そのため，世界の二大市場である米国と中国を自分の手元においておきたいという強い願望があった．同時に，そうすることがFibroGen社の企業価値をより一層高める道であることを，バイオベンチャーの世界で彼が長く培ってきた経験から確信していたに違いない．

　Tomは2019年のノーベル賞がHIFの研究に贈られたことを知ることのないまま急逝してしまったが，彼のバイオにかけた思いは，今後も末永く語られると信じている．

ロキサデュスタットの
グローバル開発経緯
—グローバルファーマの視点から—

川崎 富久[1]／鵜川 徹[2]

1) 元アステラス製薬株式会社　開発本部　プロジェクト推進部
2) アステラス製薬株式会社　開発研究部門　開発研究統括部

　2003年，FibroGen社からロキサデュスタットを含むHIF-PHI（Hypoxia-inducible factor prolyl-hydroxylase inhibitor）化合物の日本におけるパートナー提携がアステラス製薬（当時・山之内製薬）に打診され，交渉の結果，2005年6月に日本での開発に関する導入契約を締結した．当初の開発化合物はFG-2216と呼ばれ，ロキサデュスタットとは別の化合物であった．

　導入交渉時には，英国での健常人第Ⅰ相試験におけるエリスロポエチン（EPO）増加のデータが開示されたことも導入を決定する強い後押しになった．導入契約後，日本でのFG-2216の第Ⅰ相試験を開始した．なお，バックアップ化合物であるロキサデュスタットの第Ⅰ相試験はFibroGen社により海外で開始された．

　日本での提携に加えて，2006年4月にはアステラス製薬とFibroGen社のHIF-PHI欧州開発に関する共同開発契約が締結された．この際には，欧州で実施されていたFG-2216の腎性貧血患者に対する第Ⅱ相試験におけるヘモグロビン増加のデータが開示された．ところが，2007年5月，FG-2216の米国での保存期第Ⅱ相試験において劇症肝炎による死亡例が発生し，FDAの指示もあり，ロキサデュスタットを含むすべての治験が一時中断されることとなった．その後，FibroGen社はFDAに回答書を提出し，2008年3月に治験再開が認められたが，FibroGen社及びアステラス製薬は開発化合物をロキサデュスタットに切り替え，グローバルでの共同開発を再開した．

　中国での開発についてはFibroGen社が行い，透析期及び保存期の患者を対象とした承認申請が2017年10月に行われ，2018年12月に透析期の，2019年8月に保存期の承認を取得している．

　アステラス製薬によるロキサデュスタットの日本開発は2009年8月から始ま

り，透析期については2018年9月に申請を行い，2019年9月に承認を取得した．保存期については2020年1月に申請を行い，同年11月に承認を取得している．

　なお，米国ではFibroGen社が2019年12月に，欧州ではアステラス製薬が2020年4月に，透析期及び保存期での申請を行い，欧州では2021年8月に承認を取得している．

導入交渉時に評価されたポイントと既存薬との差別化

　上述のとおり，FibroGen社とのHIF-PHI共同開発では，当初FG-2216が開発化合物であった．一般的に，開発化合物の導入検討では，薬剤の革新性や既存薬との差別化が重視される．FG-2216は，革新性については，非臨床試験において新たな機序に基づき選択的に内因性EPOの産生を促し，経口投与により血中EPO濃度の増加とヘモグロビン濃度の上昇を示すことが分かっていた．加えて，HIF-PHIの1番手の化合物であったこと，臨床的にはエンドポイントがヘモグロビンであるため評価が簡便であるとともに，保存期慢性腎臓病患者において経口剤のアンメットニーズが高いこと，すでにヒトでのProof of Mechanism（POM）が示されていたこと，さらには社内経済性評価によりポジティブな投資評価結果が得られたことなどが前向きな評価ポイントとして挙げられた．

　一方，既存薬であるESA（erythropoiesis stimulating agent: 赤血球造血刺激因子製剤）との比較では，ESAは注射投与が必要であるのに対して，ロキサデュスタットは経口剤であるため服薬上の利便性が高いこと（保存期患者の通院負担の軽減，注射時の疼痛の回避など）や，低分子化合物であるため免疫原性がなく，さらに製造コストも低いこと，さらに本剤はHIF依存的に生体内鉄利用能を改善すると考えられるため，薬効発現に炎症や鉄充足の影響を受けにくいことが期待できることなどが差別化ポイントとして挙げられた．

製品価値最大化を意識した薬事戦略

　日本国内における新医薬品の申請から承認までの総審査期間は，2014年に厚

生労働省が発出したPMDA（医薬品医療機器総合機構）の中期計画において，通常品目では80パーセンタイル値で12ヶ月（365日）を達成することが謳われている．また，承認は，PMDAによる審査後，厚労省の薬事・食品衛生審議会の部会審議を経て厚生労働大臣名で出されるが，最終的な承認が出されるのは，初回承認申請の場合は3ヶ月ごと（3月，6月，9月及び12月）となっている．

承認事項一部変更承認申請（一変申請）の場合は，部会報告となり承認のタイミングは年8回（2月，3月，5月，6月，8月，9月，11月及び12月）となっている．したがって，申請時期のわずかなずれで，承認時期に最大3ヶ月（一変申請の場合2ヶ月）の差が生じることもある．

さらに，薬事申請にあたっては，円滑な審査を進めるために申請に先立ってPMDAと申請者との間で審査スケジュールなどをあらかじめ確認するため，新医薬品承認審査予定事前面談（審査予定事前面談）を行うことが求められている．これにより審査スケジュールを確認することができ，標準的なタイムラインに沿った場合の承認予定時期を知ることができるため有用である．加えて，審査予定事前面談の申込みは承認申請予定時期の概ね3ヶ月から1ヶ月前までに行うこととされており，早期にPMDAの意向を確認して薬事戦略を立てるためには，申請時までに対応がとれるよう，事前面談をできるだけ早く実施することが肝要である．

ロキサデュスタットについては，申請書類作成を含む準備作業や，審査過程で発出される照会事項への対応の効率性を考慮すると，本来であれば透析期・保存期の同時申請が理想的であったが，諸般の事情により保存期第Ⅲ相試験の開始が遅れたこと，HIF-PHI開発を進める他社との競合のため保存期第Ⅲ相試験の患者組入れに遅延が生じたことなどにより，保存期第Ⅲ相試験の終了時期が透析期第Ⅲ相試験の終了時期よりも1年以上遅れることになった．

このためアステラス製薬では，透析期については先行申請を行うことを決めた．その理由は，透析期だけでも日本のHIF-PHIの1番手として上市することにこだわったことと，経口剤のメリットは特に保存期患者にあるため，長期処方解禁のタイミングと保存期承認のタイミングを可能な限り合わせれば，必ずしも同時申請にこだわる必要はないと考えたことである．

なお，日本では患者さんの安全性確保の観点から，新医薬品については薬価収載後の翌月1日から1年間は原則1回14日分を限度とした処方制限がされ，その

後長期処方が解禁される．この長期処方解禁は，薬価収載時の適応症だけでなく，その後に承認された適応症に対しても併せて適用される．ロキサデュスタットの場合，透析期の薬価収載は2019年11月19日であったので，その1年後の翌月1日，つまり，2020年12月1日に可能な限り近い時期に保存期に対する追加適応の承認を取得することを目標とした．

　このシナリオを実現するため，PMDAとの審査予定事前面談で標準的なタイムラインを確認した上で，オペレーション上の種々の工夫を施すことで，律速となる第Ⅲ相試験のデータ創出から4か月弱，2020年1月末に保存期の申請を前倒し，結果的に2020年11月27日に追加承認を得ることができた．また，審査スケジュールや承認までの各マイルストン（初回照会事項，専門協議，部会等）の想定時期についても，審査予定事前面談において当局とタイムラインの擦り合わせを終えておくことも重要であった．こうした数々のオペレーション上の工夫を積み上げることで，何とかシナリオを実現することができた．

　わずか数ヶ月の承認時期の違いが，会社の収益性や競合他社に対する優位性に影響するだけでなく，この薬を必要としている患者さんへ1日でも早く届けたい，利便性向上に貢献したい，という強い思いがあった．

パートナーと共同開発を進める際の主な留意事項

　パートナーとの共同開発においては，言語も異なれば企業文化も違うため，お互いが考えを主張するだけではスケジュールが遅延する．スムーズに共同開発を進めるためには，お互いを尊重し，理解しようとするマインドを醸成し，ベースとなる信頼関係を築けるよう日頃から努力することが肝要である．

　具体的には，あらかじめお互いの役割と責任を明確化し，適切なタイミングで会議設定を行い，上手に合意プロセスをマネージしていくわけだが，両社の窓口となるプロジェクトマネージャーやアライアンスマネージャーの果たす役割は大きなものがある．数々の合意が必要な事項の中でも，予算とタイムライン管理は両社間で認識の違いが生じやすく，トラブルの種や信頼関係を損なう原因となりやすい代表的なものであり，細かな擦り合わせが必要となる．そのように心がけていても合意に至らない場合もあるため，このような場合に備え，両社のプロ

ジェクトマネージャー及びアライアンスマネージャー間における緊密なコミュニケーションを心掛けるとともに，定期ミーティングの開催など両者間での協議の機会や明確なプロセスを確保しておくことも有用である．また，両者間の合意を形成する上では，自社内で意見を一致させておくことが前提となる．共同開発品だからこそ，自社開発品以上に，自社チームの結束力が問われるのかもしれない．

立ち戻るべきは，価値ある製品を患者さんへ誠実な気持ちをもって早く届けたい，製品価値を最大限まで高めたいという思いであり，それは自社であれ，パートナーであれ同じである．この思いを強く共有することが，最も重要なことなのかもしれない．

国内透析期第Ⅲ相試験の追加解析

ここで製品価値最大化のために行った国内第Ⅲ相試験の追加解析の結果を示す．

本試験は，血液透析施行中の患者において，ESAでヘモグロビンが目標値10-12 g/dLに維持できている患者をロキサデュスタットに切り替えた際の有効性と安全性を，ESAの1つであるダルベポエチンアルファと比較した24週間の二重盲検試験である．図1-1に示すように，本試験でヘモグロビン値は両剤ともに目標値の10-12 g/dLの範囲内に入っており，ロキサデュスタットのダルベポエチン

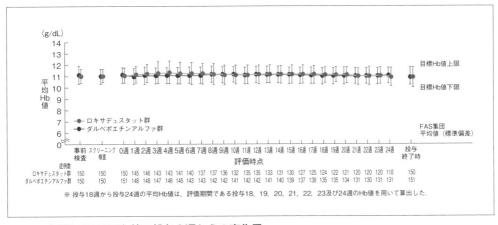

図1-1　各週におけるHb値の投与0週からの変化量

出典：承認時評価資料

アルファに対する非劣性が検証された．低分子の経口剤であるロキサデュスタットが，タンパク製剤の注射剤であるダルベポエチンアルファと同等の薬効を示すことが確認されたわけである．さらに我々は，両剤の特性を比較するために，以下のように別の切り口からロキサデュスタットの臨床的位置づけを検討した．

　従来のESA治療において，ESAを十分に投与してもヘモグロビン値が改善しないことがある．このような状態をESA低反応性と呼ぶ．この原因として，慢性炎症，悪性腫瘍，鉄欠乏，低栄養などが報告されており，海外の大規模臨床研究の解析から，ESA低反応性と生命予後の関係や，高用量ESAと生命予後の関係が報告されている．

　図1-2はベースラインのhsCRP（高感度C反応性蛋白，炎症の指標，横軸）と投与終了前6週間における治験薬の平均用量（縦軸）の関係を示している．ロキサデュスタットはベースラインのhsCRP値に関わらず，ほぼ変わらない用量で目標ヘモグロビン値を維持できたが，ダルベポエチンアルファにおいてはベースラインのhsCRP値が高い場合にはヘモグロビン値を維持するための薬剤用量が高くなる傾向がみられた．海外第Ⅲ相比較試験の追加解析でも同様の結果が得られており，ロキサデュスタットは炎症の影響を受けにくく，ESAのアンメットメディカルニーズを満たす可能性が示唆された．

　ヘモグロビンを増加させるためには生体内の鉄が必要であり，HIFは生体内の鉄利用能を調節していることが知られている．HIF-PHIはESAと異なりHIF依

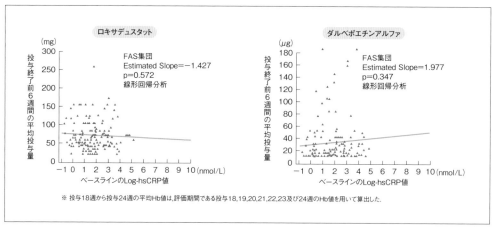

図1-2　ベースラインのhsCRP値と投与終了前6週間の治験薬平均投与量の関係（post hoc解析）

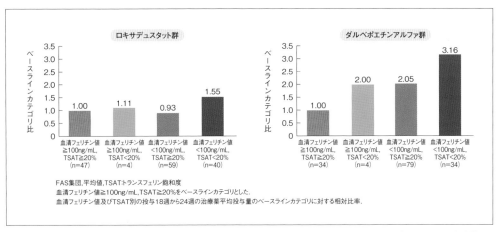

図1-3　投与終了前6週間の血清フェリチン値及びTSAT別の治験薬平均投与量（post hoc解析）

出典：承認時評価資料

存的に生体内鉄利用能も改善すると考えられるので，ロキサデュスタットは鉄利用能が低下した患者さんにおいても十分な薬効（Hb増加作用）が得られやすいことが期待される．

　ここでは投与終了前6週間における貯蔵鉄の指標である血清フェリチン値及び鉄の利用度の指標であるTSAT，トランスフェリン飽和度別の薬剤平均投与量について検討した（図1-3）．鉄充足度が高いときを1とした場合，鉄充足度が低い，つまり，血清フェリチン100ng/mL未満，TSAT 20%未満の時に，ロキサデュスタットの平均投与量は鉄充足度が高い群の1.55倍，ダルベポエチンアルファの平均投与量は鉄充足度が高い群の3.16倍となった．つまり，ロキサデュスタットは，鉄充足度が低い場合においても，ヘモグロビン値を維持するための薬剤用量がダルベポエチンアルファほど高くならない傾向がみられた．

　以上のように，ロキサデュスタットはESA低反応性の要因と考えられる炎症及び鉄充足の影響を受けにくく，ESAへ低反応性を呈する腎性貧血の治療薬として期待できると考えられる．

非臨床におけるデータの信頼性確保

　ここでは，臨床開発におけるパートナーシップに加え，国内申請に向けた非臨

床試験の信頼性確保でのエピソードを紹介したい.

　薬事申請に向けては，信頼性を確保するため，製造ではGMP（Good Manufacturing Practice），臨床ではGCP（Good Clinical Practice），非臨床毒性試験ではGLP（Good Laboratory Practice）といった厳しい国際ガイドラインを遵守することが求められる. これは米国，欧州，日本，いずれの地域でも共通である. 加えて日本では，これらの国際ガイドラインが対象外としている試験（非臨床薬理試験や薬物動態試験）も含めたすべての申請用試験に対して，法令に基づいて厳しい信頼性基準が要求される.

　しかも審査プロセスにおいては，申請書から抽出された試験に対して，PMDAが試験計画書や実際に得られたデータ，解析や解釈も含めて根拠資料について1つひとつ基準が遵守されているかどうかを確認するステップがある. いわゆる，試験が正しく行われていたかのチェックを行う適合性書面調査である. 非臨床の薬理試験や薬物動態試験は，GLPなど国際ガイドラインの対象外（non-GLP）であるが，日本申請ではこれらの試験であっても上記のように調査対象となることから，あらかじめ周到な準備が必要になる.

　ロキサデュスタットの申請にあたっては，アステラス製薬が申請者として，FibroGen社が実施したnon-GLP試験が日本の信頼性基準に準じているかの確認を行う必要があったが，この作業は非常に手間のかかるものであった. 具体的には，生データの所在や内容を確認し，場合によっては報告書の訂正なども依頼することになるが，この作業にはFibroGen社の全面的な協力が不可欠である. しかし，日本での申請経験のないFibroGen社には，こうした作業の必要性をなかなか理解してもらえなかった. 我々は粘り強く日本の特殊事情を説明し，異文化を理解してもらえるよう努め，時には自社の欧州メンバーのサポートを依頼したこともあった. それ以外にも，信頼関係を構築するために，日頃からFibroGen社からメール連絡が来たときには，可能な限りその日のうちにそれも早めに返信するよう心掛けていた.

　こうした努力の結果，FibroGen社の協力を得て，申請前にはnon-GLP試験の信頼性確認を終えることができた. 申請後の審査過程では非臨床試験の信頼性が問題になることはなく，承認取得に貢献することができたのではないかと思っている.

以上，FibroGen社とのロキサデュスタット共同開発における，アステラス製薬からみた苦労や成果の一部を紹介した．共同開発を進めるうえでは，本稿で述べた以外にも多くの困難があったが，我々はロキサデュスタットが優れた新薬になることを強く信じて，それらの困難を乗り越えるために1つひとつ粘り強く取り組んだ．その結果として，ロキサデュスタットを患者さんの元に届けることができたのだと確信している．

　医薬品業界では，複数の会社による共同開発が以前よりも格段に増加している．今後も我々は，ロキサデュスタットの開発経験を活かしながら，優れた新薬を患者さんに届け続けるべく日々努力していきたいと考えている．

ロキサデュスタットと新時代の医薬品開発

出席者

田村 隼也 元アステラス製薬株式会社副社長

川崎 富久 元アステラス製薬株式会社 開発本部 プロジェクト推進部次長

松本 正 株式会社レクメド 代表取締役社長/筑波大学客員教授

司 会

森 和彦 日本製薬工業協会 専務理事

編注：本対談は2021年3月19日に行われたものであるが，同年6月時点の情報を一部追加している．また，WHOが定めるINN（国際一般名）に従い，ロキサデュスタットは英名で表記した．

Roxadustat との出会い

森 約20年前は，様々なシーズは存在したと思いますが，Roxadustat（製品名：エベレンゾ® 錠）のように経口剤で，腎性貧血に効果を発揮する薬が登場することは全く想像していなかったように思います．画期的な製品の開発に際して，従来の常識のもとで進めようとすると障害に直面し，グローバルでの競争に遅れをとるなどのジレンマも見られます．先行するESA（赤血球造血刺激因子製剤）の開発初期においても，このような状況は見られました．本日の話題であるRoxadustatは，ESAの全盛期を経て世に出ることになりましたが，最初にこの薬と出会った頃のお話をお伺いできるでしょうか．

松本 1990年半ば，私が在籍していた協和発酵ではCTGF（connected tissue growth factor；結合組織成長因子）に大変興味を持っており，この分子を用いた新しい腎臓病や糖尿病の薬を探していました．米国でパートナーを探していたところ，FibroGenがCTGFの

研究を手掛けていることを知り，1996年に同社の設立者であるTom Neff氏に会いに行ったのです．FibroGenの設立前，Tomはウォールストリートで投資家として活躍していたのですが，生物の修士号も取得しており，過去にAmgenのEPOGEN®（エポエチンアルファ）のプロジェクトファイナンスを手掛けるなど，非常に優秀な人物でした．

森 米国では，コンピュータサイエンスや化学の知識だけでなく，それらの医学的な運用や経営のノウハウを持ったマルチタレントの方々がベンチャーを立ち上げて，画期的な製品の研究に取り組んでいると聞きます．そのような人材の代表的な例がTom Neff氏だったのですね．

松本 その後，私は1998年に協和発酵と共同でレクメドという会社を設立し，欧米バイオベンチャーの革新的なプログラムを協和発酵，大正製薬，参天製薬に紹介する仕事を始めました．そのとき，Tomから米国オフィスをFibroGenの中に立ち上げたらどうかと持ち掛けられ，Tomの隣の部屋を借りてレクメドUSオフィスを立ち上げました．そして，FibroGenの研究テーマも含め，米国ベンチャーのプログラムを日本の製薬企業に紹介する仕事を始めました．当初FibroGenでは，

CTGFの抗体開発を進め，国内製薬企業との提携も実現したのですが，思うような成果は得られませんでした．そのような中，Tomが興奮しながら物凄い研究テーマを見つけたと私に言ってきました．FibroGenは，CTGFのプログラムと並行して，コラーゲン分子形成（3本のコラーゲン分子が絡まりあって線維状になる過程でプロリン分子の水酸化が起きる）阻害プログラムを手掛けていました．私たちは線維化阻害プログラムと呼んでいましたが，それがHIF-PH（低酸素誘導因子-プロリン水酸化酵素）阻害剤とリンクしたのです．簡単に言うと，これは体内の酸素センサーを動かすことで，酸素が欠乏している状態と思い込ませる作用があります．そのとき，TomはLance Armstrong（編注：米国の自転車ロードレース選手．ツール・ド・フランスを7連覇するも，ドーピングにより永久追放処分を受ける）の名前をあげて，彼は酸素欠乏カプセルに入った状態で競技に出ているのだと言っていました．意図的に低酸素状態にすることで，体内でEPOをつくる．つまり，高地トレーニングとまったく同じ原理だと．それを薬で実現できるのだと言っていました．そこがスタートです．

森 HIF-PH阻害剤との出会いが転機と

なって，コラーゲンの線維化抑制の研究を別の臨床的な応用につなげるという発想が生まれたのですね.

松本 FibroGenは，その社名のとおり，ファイブロシス（線維症）を防ぐ製品の開発を目的として設立されました. そのため，Tomはその候補となる化合物として，コラーゲン分子内のプロリンを水酸化する酵素の阻害剤が重要と認識し，この分野の研究者を世界中から集めていたのです. そして，2001年にHIF-PH阻害剤に関する論文が発表されたとき，同じプロリンの水酸化に関与するとのことで，FibroGenでも直ちにスクリーニングを実施したところ，Roxadustatの前身となる化合物FG-2216を同定することができました. 日頃から様々な人脈やイマジネーションを培っていたことに加え，過去にエポエチンアルファを成功させたことから，TomはEPOに関する知識が豊富でした. 偶然もあったかもしれませんが，これらの多様なきっかけが，Roxadustatという製品につながったのだと思います.

田村 HIF-PH阻害剤の研究において，Tom Neff氏とともに大きな貢献をされた研究者がDr. Kari I. KivirikkoとDr. William G. Kaelin Jr. です. Dr. KivirikkoはFibroGenの創始者の1人ですが，フィンランドのUniversity of Ouluと Academy of Finlandの教授としてHIFの研究を行っていました. Dr. Kaelin（Professor of Medicine at Harvard Univ. and Dana-Farber Cancer Inst.）は細胞が酸素レベルの変化を検知して適応する仕組みの研究により，2019年のノーベル医学・生理学賞をDr. Sir Peter J. Ratcliffe及びDr. Gregg L. Semenzaとともに受賞しています. Dr. KaelinはHIF-PHに関する基本特許の発明者でもあり，FibroGenのScientific Advisory Boardのメンバーとして長年にわたり参加しています. Tom Neff氏はこの研究の革新性を信じていたのですが，Dr. Kaelinのノーベル賞受賞を知ることなく，2019年8月に64才で逝去したことが私にとっては残念でなりません.

森 Tom Neff氏は，早い時期から明確なビジョンを持っており，過去にエポエチンアルファを成功させた実体験もお持ちだった. HIFの発見をきっかけとして，それらが結びついたことでRoxadustatの開発がスタートしたのですね. その後，田村さんが関わってこられることになりますが，事業化までの道のりはいかがだったでしょうか.

田村 山之内製薬（後のアステラス製薬）が，最初にFibroGenと接触したのは2002年頃だったと記憶してい

す．その頃，山之内はパイプライン強化のため，リピトール®やミカルディス®など，自社では開発できない大型製品を他社に求めていましたが，多くは大手企業とのライセンスによるものでした．それらの市場は非常に大きい一方で，First in classの薬ではありませんでした．そのなかで，市場性が大きく，First in classになり得ると思った製品の1つがRoxadustatです．これらの導入活動では，当時の山之内のライセンス部の探索活動が非常に優れていました．

森 2000年を過ぎた頃ですから，ヒトゲノム計画が完了して，ゲノム創薬や個別化医療など，多くのサイエンス領域が急激に進歩していた時期とも重なりますね．

田村 FibroGenのHIF-PH阻害剤の研究についてライセンス部が情報を収集し，2002年頃から社内の評価チームで検討を進めました．新規作用機序による低分子化合物でのEPO市場への参入には魅力を感じました．一方，評価議論の中での大きな懸念点は，この機序によるVEGF（vascular endothelial growth factor；血管内皮細胞増殖因子）の活性化による副作用の有無についてでした．ライセンス交渉では，契約文章の法的内容や経済条件などを詰めるにあたって，双方のマネジメント間の信頼感が重要です．その意味でTom Neff氏はビジネス的にも科学的にも造詣が深く，契約交渉自体は論点を明確にして進めることができました．

川崎 アステラスでは，FG-2216のPhase-1でのEPO上昇に特に注目し，社内の経済性評価でも高い評価を得ていました．当時，月1回の持続型のESAが開発されていましたので，どちらを導入するかは非常に大きな議論がありましたが，最終的に経口の抗貧血薬に賭けようという社内デシジョンに至りました．当初は，FibroGenも経口ESAという表現をされていたそうですが，当時山之内製薬の医学顧問を務めておられた佐々茂先生（ロックフェラー大学名誉教授，2008年逝去）がFG-2216投与後のヘモグロビン（Hb）上昇速度を見て，これは単なる経口ESAではない，ESAにはない優れたプロファイルを有している可能性があると考え，FibroGenに鉄パラメータの動きを詳細に検討するようサジェスチョンされたそうです．その後，HIF-PH阻害剤の鉄代謝改善作用を示す臨床データが得られ，以降は経口ESAという呼び方をしなくなったそうです．このエピソードを聞いて大きな感銘を受けました．

森 ESAの効果や作用機序が明らかに

なってきたなか，HIFの役割もそこと結びつくことが示されつつあった背景もあったように思います．そのなかで，FibroGenとアステラスが出会い，ESAの代替としてHIF-PH阻害剤は非常に有望だという発想につながったわけですね．

田村 当時の製品導入交渉ではPOC（proof of concept）が得られた段階で意思決定することが一般的でしたが，FG-2216の場合は，英国の少人数の健常人での試験でEPO上昇を観察しており，POM（proof of mechanism）が確認されたことが意思決定の根拠とされました．この段階では患者での試験が未実施であったことから，臨床のPOCは未確認の状況でした．そのため，欧州の患者でのPhase-1b試験を

マイルストーンにするということで，2004年1月に導入についての社内意思決定を行っています．日本地域を対象にした基本合意を2004年9月に締結しました．このような初期開発段階での導入は，当時の山之内製薬では例が少なく，Tom Neff氏との意思疎通が良かったことが成功の要因であったと考えています．その後，2005年4月に藤沢薬品との合併によりアステラス製薬となったのですが，2006年4月に契約地域を欧州に拡大した契約を行いました．これはアステラスになってから初めての大型の経済条件の契約であり，製品価値と経済条件の関係を外部に説明する際にかなり苦労したことを覚えています．

ESAに対するRoxadustatの優位性

森 このような経緯を経て，FibroGenとアステラスがRoxadustatの開発をスタートさせることになりますが，すでに形成されたESAの市場に切り込むことは大きな挑戦だったのではないでしょうか．

田村 2004年9月の基本合意は対象地域が日本のみでした．FG-2216は山之内の開発コードYM311として開発が開

始されました．RoxadustatはFG-2216の後継品で，FG-4592（アステラスの開発コードASP1517）です．競合品であるESAの腎性貧血における当時の対象患者は，透析期と保存期のステージ4でした．HIF-PH阻害剤の対象患者は透析期と保存期ステージ4に加えて，ESAの対象となっていない保存期のステージ2と3も可能であるとい

う評価をしました．導入の際の製品価値の評価においては同業他社と同じような方法だと思いますが，開発期間，開発経費，開発リスク分析，競合分析と市場獲得シェア，売上，生産・販売コスト，契約に基づくマイルストーン費用とロイヤルティ費用，知財状況などを基にNPV（Net Present Value）分析を行いました．

森 ESAとは作用機序も異なることが明らかになるにつれ，対象とする病期もより早期のステージに広がる，あるいはESAに治療抵抗性の場合でも対象になり得ると評価されたわけですね．これにより，既存のESAと勝負できると考え始められた時期はいつ頃でしょうか．

田村 FG-2216を導入した2004年の時点では，ESAと類似する主機能以外にHIF-PH阻害剤にはHIF遺伝子による赤血球系への付加的機能を有するという理解でしたが，付加的機能に関する具体的データは非常に少ない状況でした．しかし，FibroGenがPhase-2以降を進めていく過程で，hepcidin産生抑制や鉄の吸収促進などが明らかになり，ESA抵抗性の患者に対する適応性などについても議論するようになっていきました．

川崎 ESAは注射製剤ですので，保存期の患者さんにとっては，通院の負担や注射による疼痛は大きな問題だと考えていました．ESA抵抗性の定義は研究者により様々ですが，ESAの有効性が低く高用量を投与している患者さん，特に慢性炎症を持った患者さんが一定数おられます．約10～15％の患者はESA抵抗性だという報告もあります．ESAが保存期であまり用いられていない要因は通院の負担や注射時の疼痛の問題だけではないのかもしれませんが，アステラスでは，当初から経口抗貧血薬の市場に魅力を感じ，First in classにこだわって開発を進めました．

森 日本でも抗がん剤治療による貧血に対してESAを積極的に使うべきだと言われていたのが，がんの領域でダルベポエチンなどを試験した結果，死亡率が上昇したことなどから，少し風向きが変わってきた頃だったと思います．そのような時期に，Roxadustatには別の作用機序があることが段々と分かってきた．まさに新しいモダリティであることがどんどん裏付けられていったわけですね．

田村 導入当時，HIF-PH阻害の懸念点として議論になったのはHIF遺伝子によるVEGF活性化機能です．VEGF活性化については理論的にはありうる機序ですが，研究過程で合成した多くのHIF-PH阻害化合物の中でEPO産

生能とVEGF活性化とが相関しない化合物も多く見つけられていました. FG-2216, FG-4592についても非臨床及び臨床でVEGFの活性化は特に問題にはなっていませんが, 理論的懸念点としては今後も注視すべきことかもしれません.

川崎 Roxadustatは決して経口ESAではないのですが, 実際の開発はESAと同様, 「腎性貧血治療薬の臨床評価方法に関するガイドライン」に沿って進めるしかありませんでした. Roxadustatの日本開発では, 透析患者の貧血合併割合は非常に高く, 治験への組み入れも容易でしたので早く試験が進行しましたが, 保存期では諸般の事情によりPhase-3開始が遅れ, 他社のHIF-PH阻害剤のPhase-3も開始されていましたので, ますます患者組み入れが難航し, Phase-3の試験終了時期が透析期と保存期で1年以上開く結果になりました. Hb増加のスピードについては, ガイドラインに定められた数値 (0.5 g/dL/week) を超えないような用量設定が必要でしたので, アステラスでは0.25 g/dL/weekを目標値として, 日本のPhase-2データ及び海外試験データを用いてModelling & Simulationを行い, Phase-3の用量設定を行いました.

森 米国では透析治療を長期間受けてい

る腎不全の患者さんは多くないように思われます. 一方で, 日本では移植の選択肢がほとんどないため, 長期にわたって透析を受ける患者さんが多い. そのような米国と日本の医療環境の違いは, 臨床試験のデザインに影響したのでしょうか.

川崎 腎性貧血の治療ガイドラインは国ごとに異なるため, 目標とするHb値も異なります. 臨床での鉄剤の使われ方も大きく異なり使用量も欧米では多いですが, 日本でははるかに少ない. ESAの投与量も, 日本と比べると海外は非常に多い. グローバル開発も当然視野に入れて, 開発期間を短縮するためのブリッジング開発戦略など, 実際にFibroGenからも提案があり検討も行ったのですが, 実現には至りませんでした. 日本試験のデザインは, あくまで日本の医療環境を考慮して作成された「腎性貧血治療薬の臨床評価方法に関するガイドライン」に従っています.

松本 ベンチャー企業の場合, 数えるほどしか化合物を持っておらず, 自社でライブラリーを増やすことも難しいため, 問題が生じてもやむを得ないといった形で進んでしまうことがありますが, 当時からFibroGenはサイエンティフィックな部分に関しては徹底しており, たゆまずデータを蓄積してい

ました．多くの化合物のライブラリーを分類して，全てパターン化するなど，他のベンチャーにはない，バックグラウンドの強さがあったと思います．

川崎 Roxadustatの開発は，FibroGenがオリジネーターとして，Phase-1開始からClinical Hold，POC取得までの早期の段階において，多くの困難をリードして乗り越えることができました．共同開発のため自社単独開発と比較すると，意思決定のプロセスや合意形成に要した時間もかなり多かったことは事実ですが，そのなかで，お互いを尊重し，理解しようとすることで，信頼関係を築くことが重要であることも学びました．また，非臨床試験はほとんどFibroGenが行いましたので，HIFバイオロジーについてアステラスはFibroGenから多くのことを学びました．一方，開発後期，特にPhase-3に入ってからはアステラスの開発経験やクリニカルオペレーション力により開発を推進できたと考えています．

米国における Clinical Hold の経験

森 米国での本格的な臨床開発が進み始めたなかで，劇症肝炎による死亡例が出たことにより，FDAからClinical Holdが出される事態となります．FDAを説得することは非常に困難だったと思われますが，どのように乗り越えられたのでしょうか．

松本 アステラスに対してClinical Holdが出されたのとほぼ同日にFibroGenに対してもClinical Holdが出されましたが，米国はロビー活動が盛んな国ですので，実際には関係者の間でClinical Holdが出るという情報は事前に伝わっていました．そのような状況だったとはいえ，実際に出されたときには，Tomは非常にがっかりしていました．亡くなられた患者さんも多くの合併症をお持ちで，FG-2216が原因とは言いにくいぐらいの状態でしたので，やや甘く考えていた部分もあったかもしれません．そのときに，Tomに言わせるとより"ピュア"な化合物の試験を同時に進めていたのですが，最終的にはそちらに乗り換えることになりました．それが現在のRoxadustatです．

田村 2007年4月にClinical Holdが出される原因となった死亡例が発生したのですが，この件について，アステラスは直ちにプレスリリースで公表してい

ます．一方で，FibroGenはもう少し調査してから発表したいという意見を有しており，ベンチャー企業と製薬企業とでこの種の問題に対する姿勢が異なっていました．亡くなられた患者さんは非常に特殊な背景をお持ちでしたので，FDAに対してそのことを説明しました．一方で，死因が劇症肝炎であったことから対象化合物の肝機能に及ぼす影響やDDI（drug-drug interaction）のチェック及び今後の開発における対策などをFDAに説明し，約10ヵ月でClinical Holdが解除されました．死亡例が発生したFG-2216だけではなく，並行して開発を進めていたFG-4592（Roxadustat）も同じ作用機序ということでClinical Holdの対象になりました．試験を再開するにあたって，FG-2216とFG-4592（Roxadustat）のプロファイルを比較したところ，FG-4592の方が良かったことから開発化合物をFG-4592に絞りました．製薬企業の戦略としてバックアップ化合物を常に保有しておくことが重要ですが，ベンチャー企業であるFibroGenはそれを実行していました．

森 ベンチャー企業は，新薬の候補を複数持っていても同時に開発できるほどの資金力には欠けることが多いと思われますが，大手の製薬企業と協働することで併行して開発を進めることが可能になる．その意味では，この例のようにバイオベンチャーとグローバルファーマとの協働は，よい相乗効果を生むといえそうですね．

松本 結果的には，Clinical Holdの際に開発化合物を切り替えたのはよかったのかもしれません．アステラスとの契約が実現し，資金に余裕もできたため，Tomもバックアップ化合物を用意する余裕があったと思いますし，1つの化合物だけで進めることはリスクが大きいと考えていたように思います．

川崎 FG-2216は作用が弱かったため，オフターゲットエフェクトによる肝毒性の懸念を完全には払拭することができませんでした．当時，RoxadustatはPhase-1試験が終了したくらいの段階でしたが，FG-2216よりも強い作用を有することが分かっていました．バックアップ戦略については両社で何度も議論したうえ，両社合意のもとでRoxadustatに切り替えることになりました．Clinical Holdを乗り越えることができたのは，両社が協力し，団結した結果であることは間違いありません．

森 前年の2006年には，英国で実施されたスーパーアゴニスト抗体であるTGN1412のFIH（ヒト初回投与）試験において薬剤が投与された被験者全員に重篤なサイトカインストームが生

じ，英国の規制当局MHRAが試験の中断を命じ，原因解明に取り組む事件が発生しています．その10年後の2016年には，フランスの治験実施施設で実施された脂肪酸アミド加水分解酵素（FAAH）阻害剤BIA 10-2474のFIH（ヒト初回投与）試験において，被験者1人が死亡するなどの被害が発生する重大な事件がありました．その

ときは，フランスの規制当局が事態を把握してから，間髪を入れずにFDAも同様の全ての化合物に対してClinical Holdを出しています．このように世界の規制当局は新しい作用機序の新薬のFIHにおける被験者の安全確保を重視していますので，Clinical Holdを乗り越えるのは大変だったと思います。

中国で世界初の承認を取得した背景

森　Roxadustatが最初に承認された国は中国です．日本では，米国で承認された製品が導入されることが多いなかで，中国で先に承認され，日本で開発あるいは承認申請することは非常に特殊なケースだったのではないでしょうか．

松本　Tomは投資家でもありましたので，FibroGenの価値をいかに高めるかを常に考えていました．日本ではアステラスと協働で進めることになりましたが，Tomは米国と中国は手元に置いていたいと言っていました．特に中国は，急速に成長している大きな市場だから大事にしたいと．パートナーとして中国市場に参入したいという日本の企業もあったのですが，日本の製薬メーカーは，当時の中国のESAの

市場規模をもとに，その10％を取れればいいという算定をしていました．ですが，Tomは，全く違うものだと考えていました．Roxadustatは経口剤で，中国の富裕層だけではなく，貧困層の人々でも買うことができ，どこでも飲むことができるのだと．逆に言えば，中国ではESAも打つことができない重症の患者さんがたくさんいる．そういう人たちがRoxadustatを使ってくれるようになるのだと言っていました．

森　中国の人口規模は日本の10倍以上ですが，糖尿病患者の割合は日本とさほど変わりません．つまり，少なくとも人口の1割以上，およそ1億人の糖尿病の患者さんが存在していることになります．おそらくTom Neff氏は，

いずれ中国は透析期に移行する糖尿病性腎症の患者数が世界で最も多い地域になると想定されていたのでしょう．さらに，透析や定期的にESAが使われるような医療が提供されることも想定しがたいため，中国には巨大な市場が存在していると確信されていたのだと感じます．

松本 FibroGenの本社はサンフランシスコにあるため，多くの中国系の社員が在籍していました．それに加えて，Tomは大変な勉強家であったので，自ら中国に行って積極的に情報を収集していました．その結果，中国に導入するのではなく，最初の時点は時間がかかるのですが，中国オリジンのように開発すれば，承認までのスピードが上がると計算していたと思います．

田村 ベンチャー企業には色々なタイプがありますが，その創始者は起業後の発展についてどのような長期的視点を持っているかについて私は興味を持っていました．R&D特化型に専念するタイプ，総合医薬品企業型を目指すタイプ，投資企業の売却と新規ベンチャー企業の設立を繰り返すタイプ，などがあります．そのことでTom自身がどのような展望を持っているか尋ねたことがあります．明確な答えはありませんでしたが，Roxadustatについては自社生産，自社販売の体制構築

の考えを強く持っていました．

森 米国を中心に開発を進めるなか，どこかの時点で中国に展開するという決断がなされたと思いますが，その経緯についてはいかがでしょうか．

田村 FibroGenが中国でRoxadustatの開発を進めることを正式に社内決定したのは2008年3月頃です．その時点では販売組織や生産組織についての具体的考えは深く議論されていませんでした．Tomは中国での提携相手を探索する中で中国の医薬品市場の分析を詳細に行っていました．日本と欧州はアステラスが開発と販売を単独で行うことになっていましたが，中国と米国が提携先未定となっていました．結果として，中国と米国はAstraZenecaと提携し開発と販売を両社で共同することになりました．販売についてのFibroGenの関与は少ないものですが，Tomの意思は実現することになりました．原薬と製剤の製造はFibroGenがグローバルに対応することが原則となっています．ただし，日本における製剤製造についてはアステラスが担当するように途中で変更になったのは，日本の特殊性とアステラスの能力をTomが理解したことによるものでした．

森 非常に早い時期から明確な戦略を立てておられたのですね．

田村 中国では2010年にPhase-1を開始し，2018年に透析期，2019年に保存期で承認を取得しています．このように非常に速い開発を進めることができたのは，中国のGreen Channelと呼ばれる当時の制度によるものだと感じています．海外の企業が中国で承認を得る場合に，中国以外の開発データをもとに申請する例がほとんどでしたが，中国政府は自国でPhase-1から開発を行う体制の強化に努めていました．Green Channel制度を使って中国でのデータを基に承認を得るためには，いくつかの要件がありました．対象開発品が革新的であること，Phase-1から承認申請までのプロセスを必ず中国内で実施すること，遅くともPhase-3開始までに中国内に製造体制を構築しPhase-3で使用する被験薬（原薬と製剤）は中国国内で製造すること，そして，開発企業は中国の企業であること，ただし，海外の企業に関してはその中国子会社で構わない，という要件でした．この制度は中国発の画期的な新薬創製を目指す趣旨のものですが，FDAのブレイクスルーセラピー指定制度と趣旨は類似しています．

森 この制度が創設されたのはいつ頃だったのですか．

田村 はっきりとは分かりませんが，中国でRoxadustatのPhase-1試験が開始された2010年9月以前に，FibroGen社内で"Green Channel"という言葉が盛んに使われていました．FG-4592がSpecial Examination and Approval of the Registration of New Drugsとして認定されましたが，これがGreen Channelに相当するものです．Domestic Class 1.1 Innovative Drug pathway とも言われました．Phase-1, Phase-2, Phase-3の開始前審査においてこの制度による中国当局との優先的議論が行われ，開発の進行が加速することになりました．なお，Green Channelという表現は当時でも正式なものではなく，現在では使用されていないようにみえます．しかし，中国の医薬品審査の優先制度は年々変化しているようです．

川崎 中国当局では，ハイクオリティー・イノベーティブドラッグを中国国内に迅速に供給するという方針のもと，2015年からChina Reform Planという改革を進めています．Roxadustatが中国で申請を行った2017年当時の承認の特別措置についてははっきりとは分かりませんが，カテゴリー1に分類される海外や国内で承認されていない革新的な医薬品はプライオリティレビューとなる可能性が高く，Roxadustatの場合は，中国で先行してPhase-3を進め，世界に先駆けて申請しましたので，中国当局が掲げていた「中国から

世界に先駆けて新薬を出す」という意思にマッチし，高く評価され，優先して審査されたのだと推察しています．

田村　Roxadustatが中国で承認後速やかに償還リストに登録されたのもGreen Channel制度の影響だと思います．承認取得が2018年12月（透析期）と2019年8月（保存期）でしたが，National Reimbursement Drug Listに2019年12月に登録されました．中国では承認を取得しても償還リストに掲載されるまでに長い時間がかかることがありますが，この例はかなりの早い登録です．また，Roxadustatの開発に対して2019年9月に中国のDushu Lake Awardを受賞し，Top 10 Innovative Drug of 2019 Awardを受賞しています．

森　中国ならではの制度という側面もあると思いますが，10億人以上の人口を抱える国が，自国にとって重要かつ革新的な製品の開発を支援しようと考えるのは当然かもしれません．情報が少ないにも関わらず，そのような仕組みをTomさんはキャッチしておられたわけですね．

川崎　中国では，2010年からPhase-1が開始され，Phase-3では透析期が300人，保存期が150人のデータによって2017年に申請を行い，承認を取得しました．この症例数は，日本のPhase-3試験の半数もしくはそれ以下です．このことからも，かなり上手にCDE（Center for Drug Evaluation；医薬品審査評価センター）との交渉を進められたと感じます．FibroGenは，FibroGen Chinaを設立するだけではなく，FibroGen本社の社員も中国へ幾度となく足を運んで現地の社員とのディスカッションやCDEとの交渉にも参加したと聞いています．TomをはじめとするFibroGenのメンバーの中国開発に対する熱意と努力が，世界初の承認に結びついたのではないでしょうか．

松本　FibroGen Chinaは北京に設立しました．上海と北京のどちらにオフィスをつくるかTomと議論したのですが，彼は薬を開発するためにはCDEとのコンタクトが不可欠だといって，北京を選んだのです．

森　2006年頃の日本では，ドラッグ・ラグを埋めるためにブリッジング試験や国際共同治験に関する議論が盛んに交わされていました．それから5年ほどの間に大きく進展し，日本主導でも世界同時開発が可能なケースも出始めました．併行して，FDAのブレイクスルーセラピー指定を参考に，日本にも同様の制度が必要だという議論が始まった結果，2014年に先駆けパッケージ戦略が打ち出されました．それよりも早い時期に，中国ではGreen

Channel をはじめとする様々な施策を打ち出していたわけですね.

田村　中国に関する初期の戦略において，私は中国での早期開発に一部懐疑的な考えを有していました．当時の中国のGCP制度の状況に不透明感を感じていましたので，中国開発を日欧米と並行させた際に中国で何か問題が生じたときのグローバルな影響を懸念しました．Tomにもその旨を伝えたこ

とがありますが，彼の意思は変わりませんでした．一方，Tomは中国の医薬品知財保護の特殊性から，Roxadustatの製剤はカプセル製剤として他国の錠剤製剤と異なる方式にしました．生産コストという意味では非効率ですが，模造品が製造されたり製品が他国に横流しされたりするリスクを避けるためということで，Tomの独特のビジネス感覚だと思いました．

Roxadustat の将来展望

森　Roxadustatは開発当初よりも様々な作用があることが明らかになっています．透析期から保存期への拡大など大きな展開はすでになされていますが，今後はどのような新たな展開を想定されているのでしょうか．

田村　HIF-PH阻害剤は複数の競合品が存在しています．2021年6月時点でRoxadustatは日本と中国で承認済みですが，欧米ではまだ審査途中です．HIF-PH阻害剤は欧米ではどの製品も承認されていませんが，日本ではRoxadustatを含めて5製品が承認されており，特殊な競合状況です．販売会社名（製品起源会社名）では，アステラス（FibroGen），田辺三菱（Akebia），協和キリン（GSK），鳥居薬品（日本た

ばこ），バイエル薬品（Bayer）です．HIF-PH阻害剤の今後の展望という点では，EPO製剤との差別化が大きな課題です．EPO製剤との臨床上の差別化点は，先に述べられているように複数得られています．日本腎臓学会が作成した「HIF-PH阻害薬適正使用に関するrecommendation」（2020年9月）などに従った処方が進むものと思います．HIF-PH阻害剤の腎性貧血以外の適応症（例えば，化学療法剤由来の貧血や骨髄異形成症候群による貧血）が検討されています．一方で，HIFという分子の機能は広い創薬展開の可能性を有しており，HIF-PHのサブタイプを標的にした虚血性疾患やHIF-2α阻害による腎明細胞癌などの研究が行わ

れています.

川崎 ESAとの差別化については,経口と注射という剤型の違いにとどまらず,体内の鉄をうまく利用できるようになるといったHIF-PH阻害剤の使用意義をさらに啓発する必要があると考えています.2019年11月に透析期での処方を開始して以降,診療報酬やCOVID-19などの外部環境だけでなく,血栓塞栓症に関する警告についての安全性の懸念や,依然として経口ESAと捉えられている状況も一部ではありました.最近では,海外の大規模臨床試験の結果も続々と論文化されていますので,これらの試験結果に基づき積極的に情報を発信することで,HIF-PH阻害剤の使用意義を普及していきたいと考えています.さらに,日本市場では様々な競合品が参入してきていますので,HIF-PH阻害剤内でのポジショニングを確立することも非常に重要だと考えています.

森 経口剤であることは大きなメリットである一方,週3回飲まなくてはならないなど,患者さんにとっては継続的に服用する難しさもあるように思います.今後,使いやすさの改善など,臨床での使用を意識した展開はあるのでしょうか.

田村 日本の5種のHIF-PH阻害製品ではRoxadustatのみが週3回投与で,それ以外の4製品は全て1日1回の投与です.服薬コンプライアンスという意味での比較では,Roxadustatの週3回投与というのは,慣れていない方式ですのでマイナス点のように感じられる方がいるかもしれません.

川崎 3錠を1シートにするとか,日付を書き入れられるようにするなど,現時点でも様々な方策はとっています.その他にも,いわゆる服薬シールやカレンダー,LINEのアプリやアラームなど,多くの患者さんに使っていただけるような,服薬コンプライアンスを意識した様々なツールを用意しています.特に保存期においては1日1回製剤のほうが使いやすいでしょうし,Hbが目標値に達した後に週1回投与へ変更する用法についても検討した時期もありましたが,グローバル方針として週3回の薬として開発してきた経緯がありますので,これを変えることは難しいように思います.

森 Roxadustat開発の経験から,腎性貧血治療薬のみならず,新薬のイノベーションにおける今後の展望についてはどのようにお考えでしょうか.

川崎 これまではRoxadustatのような低分子化合物の開発が主流でしたが,最近では遺伝子治療,細胞治療,核酸医薬品など,多様な新規モダリティが現れています.新規モダリティでは,

研究や開発において自社がリードし続けることは困難ですので，アステラスでは，Audentes社やXyphos社を買収するなど，それらの会社が有する開発候補品だけでなく，その技術や製造能力，患者団体や学術的なパートナーなどの人的ネットワークの獲得にも成功し，もともと自社が持っていた新薬の種にも生かす戦略を取っています．少し話題は逸れますが，革新的な医薬品を適正な価格で患者さんに届けることも重要ですが，イノベーションを正当に評価して，後押しするような薬価制度が確立されることも期待したいですね．

田村 Roxadustatの開発途中から，薬価がどのような観点で決められるのか，国によってどのような薬価になるのか，などについて色々と分析していました．Roxadustatが日本で薬価収載されたときに，FibroGenとしては期待以下の薬価で落胆したという議論がありました．日本の薬価制度は種々変遷していますが，製薬企業側からみると製品の革新性を薬価に盛り込む仕組みに改善点がまだ多いように感じています．Roxadustatについては，先に述べたように臨床上の優位点をデータとして得ていますが，それに対する薬価への反映の程度は不明なところがあるという印象です．

森 創薬と育薬の双方に対して適切なインセンティブが働くように制度設計していく発想が大事ではないでしょうか．薬の価値を評価するためのデータを可視化して適切な評価を行えるようにすることも重要な議論の1つですし，開発の初期段階では見えていなかった価値を引き出して最大化するための改良に対するインセンティブあるいは改良が行われて優れた性能をさらに発揮するようになった分についての上積み評価については，今後，制度化が提案されていく方向になっていくと思います．それによって適切な患者に適切な薬物治療をタイムリーに提供することが可能となり，全体的な医療コスト低減にも寄与できるのではないでしょうか．

松本 Tomは単に治療するのではなく，キュア（治癒）させるのだと言っていました．Roxadustatは単に経口のESAではありません．また，単に赤血球を増やすだけの薬でもありません．この薬によって体内に酸素が供給されることで組織が回復し，症状から回復することが可能になる．FibroGenという社名のとおり，体内に線維化(fibrosis)を起こさせない会社をつくりたいというTomの願いは今も生き続けています．顕在化しているESAの市場は10％程度しかない，残

りの90％にもっと大きな世界がある
とTomは言っていました．それを思
うと，まだまだ多くの可能性があるの
だと思います．

森　近年，C型肝炎の治療においてウイ
ルスを完全に消失させる製品が続々と
出てきましたが，それらの薬でも肝細
胞組織の線維化を完全に消すことはで
きません．少し異なる領域であって
も，ファイブロシス（線維化）に関し
て様々な議論が進められています．今
後は本当の意味で治る，本当の意味で
悪化しない，という部分に広大な領域
が残されており，多くのチャレンジが

繰り広げられていくのだと思います．
このような大きな夢のある話は，バイ
オベンチャーと大手製薬企業の協働か
ら生まれたRoxadustatという製品の
開発にも通じるものだと思います．本
日はありがとうございました．

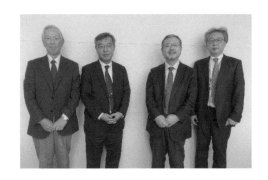

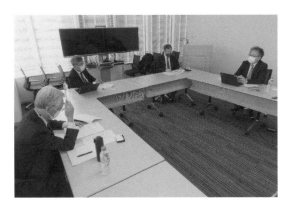

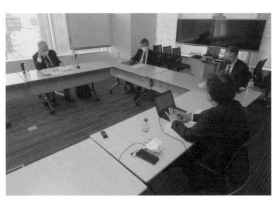

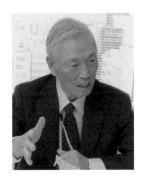

田村 隼也

2002年に山之内製薬専務取締役として FibroGen との接触を開始.
2005年に日本地域のライセンス契約に関与. 2006年はアステラ
ス製薬副社長として欧州地域への契約拡大に関与. アステラス製
薬退任後, 2008年9月から2020年6月まで FibroGen の社外取締
役を任務.

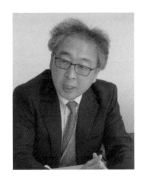

川崎 富久

アステラス製薬株式会社・開発本部・プロジェクト推進部次長.
2009年11月〜2018年2月 Roxadustat 欧州及び日本開発チームプ
ロジェクトマネージャー, 2018年3月〜2021年3月 Roxadustat 日
本開発チームプロジェクトリーダー.

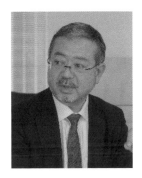

松本 正

株式会社レクメド 代表取締役社長. 1981年協和発酵工業(現:
協和発酵キリン)入社, 医薬品の研究, 開発, 企画管理まで幅広
い分野に従事, 途中米国 NIH にて共同研究を主導. 1998年レク
メドを起業, オープンイノベーションを基軸にした研究・開発を
実践している.

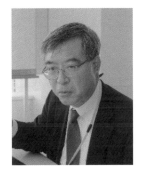

森 和彦(司会)

2019年まで厚生労働省, PMDA において長年にわたり医薬品の
承認審査, 安全対策に携わる.
旧医薬品機構(OPSR)及び PMDA において, 数多くの治験相談
にも携わっている. 2020年10月から日本製薬工業協会専務理事.

（所属・役職等は対談時点）

ロキサデュスタットに関する最新情報
―プレスリリースより―

渡邉 真哉

　医薬品が上市された後に，その位置づけが変化することは世の常である．ロキサデュスタットも例外ではなく，日本で上市された後も，欧州の欧州委員会（EC）と米国FDAとの間で異なる判断が下され（欧州では腎性貧血を有する成人患者の治療薬として承認された一方で，米国ではNDA申請（New Drug Application；新薬承認申請）を現状のままでは承認せず，再提出の前にロキサデュスタットの追加の臨床試験を行うことを要求した），本書の執筆時点（2021年9月）においても状況の変化が起きている．

　国際展開においては，一部の国・地域で上市することだけがゴールではない．ロキサデュスタットについても，上述の通り，その後の展開に興味深い動向を示しているが，その一例として，プレスリリース情報を提示する．

欧州の動向

• 2021年6月25日付　FibroGen社プレスリリースより

"Astellas Receives Positive CHMP Opinion for EVRENZO™ (roxadustat) for Adult Patients with Symptomatic Anemia of Chronic Kidney Disease"

　アステラス製薬とFibroGen社は，欧州医薬品庁（EMA）の医薬品委員会（CHMP）が，腎性貧血患者に対するロキサデュスタットの使用に関する肯定的意見を採択したことを発表した．欧州委員会（EC）で承認されれば，ロキサデュスタットは欧州で初の経口投与のHIF-PH阻害剤となる．CHMPの肯定的な見解は，全世界で9,600人の患者さんを対象とした8つの多施設共同無作為化試験からなる包括的な第III相試験の結果に基づいている．

　CHMPからの肯定的な意見は，今後，EU盟国及びアイスランド，ノル

ウェー，リヒテンシュタイン，北アイルランドの医薬品を承認する権限を持つECによって検討され，ECはCHMPの意見から67日以内に最終決定を下す．

・2021年8月19日付　FibroGen社プレスリリースより

"Astellas Receives European Commission Approval for First-in-Class EVRENZO™ (roxadustat) for Adult Patients with Symptomatic Anemia of Chronic Kidney Disease"

　欧州委員会（EC）は，腎性貧血を有する成人患者の治療薬として、ロキサデュスタットを承認した．

米国の動向

・2021年7月15日付　FibroGen社プレスリリースより

"FibroGen Announces Outcome of FDA Advisory Committee Review of Roxadustat for Treatment of Anemia of Chronic Kidney Disease"

　FibroGen社は，FDAのCRDAC（心血管・腎疾患治療薬諮問委員会）が，腎性貧血の治療薬としてロキサデュスタットを承認しないことを推奨することを決定したと発表した．本委員会は，8,000人以上の患者を対象とした第Ⅲ相試験の包括的データに基づいてこの推奨を決定した．FDAは，委員会の決定に従う義務はないものの，この勧告を考慮して決定を下す．

　ロキサデュスタットは，中国，日本，チリ，韓国において，腎性貧血の治療薬として承認されており，欧州CHMPから肯定的な意見を得ている．

・2021年8月11日付　FibroGen社プレスリリースより

"FibroGen Receives Complete Response Letter from the FDA for Roxadustat for Anemia of Chronic Kidney Disease"

　FDAは，腎性貧血の治療を目的としたロキサデュスタットのNDA申請について、完全回答書を発行した．FDAはロキサデュスタットのNDA申請を現状のままでは承認せず，再提出の前にロキサデュスタットの追加の臨床試験を行うことを要求した．

• 2021年8月25日付　FibroGen社プレスリリースより

"FibroGen Announces Positive Topline Results from Phase 2 Clinical Trial of Roxadustat for the Treatment of Chemotherapy Induced Anemia"

　FibroGen社が化学療法誘発性貧血を対象としたロキサデュスタットの有効性と安全性を検討する第Ⅱ相試験であるWHITNEY試験の良好な結果を発表した.

Part **2**

様々な分野から
みた開発

1 開発経緯と疾患等の背景

渡邉 真哉, 町野 毅

1. 日本におけるCKD及び透析患者数の現状

　CKD（Chronic Kidney Disease；慢性腎臓病）とは，慢性に経過するすべての腎疾患の総称である．透析患者数の増加を抑制する目的で，2002年に国際的な疾患として定義された．日本におけるCKD患者数は約1,330万人と推計されてお

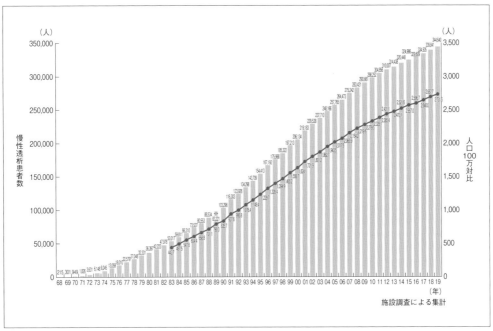

図2-1　慢性透析患者数（1968-2018年）と有病率（人口100万対比，1883-2019年）の推移
出典：一般社団法人日本透析医学会「わが国の慢性透析療法の現況（2019年12月31日現在）

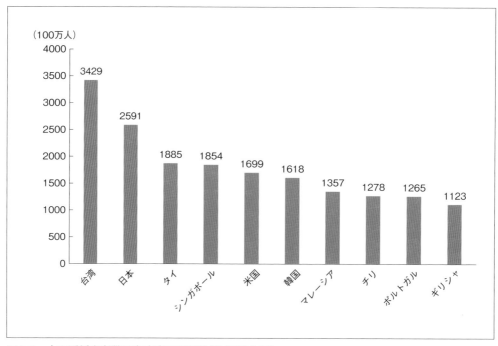

図2-2　人工透析患者数の有病率の国際比較（2018年）

出典：United State Renal Data System

り，2000年以降，厚生労働省で腎疾患対策検討会議（2007年10月〜2008年3月）が立ち上げられるなど，国として本格的なCKD対策が進められている．

　日本においても，CKD及び末期腎不全の患者数は増加し続けており，それに伴い透析患者数も増加している（**図2-1**）．日本透析医学会の統計調査によると，2019年末の透析患者数は34万人を超えており，人口100万人あたり透析患者数（有病率）は2,731.6人で，国民366.1人に1人が透析患者という計算になる．透析に至った原因は，糖尿病性腎症が最も多く（41.6％），2番目は慢性糸球体腎炎（25.7％），3番目は腎硬化症（11.4％）であった．

　わが国は，全世界における透析患者の有病率が台湾に次いで高く，世界有数の透析大国である．**図2-2**に示すように，欧米と比較してアジア地域に透析患者数が多いことが特徴として挙げられる．また，日本において透析に必要な医療費の年間総額は1.57兆円と推計されており，透析患者数の増加は国民医療費への影響をはじめ医療経済学的にも大きな問題となっている．そのため，厚生労働省は2018年7月にまとめた「腎疾患対策検討会報告書」の中で「2028年までに，年間新規透析導入患者数を35,000人以下に減少させる」という成果目標を掲げている

が，2019年の透析導入患者数は，2018年から417人増加して40,885人となっており，依然として増加傾向は続いている．

参考資料
- 松尾清一「慢性腎臓病（CKD）に対する取り組みと展望」日本内科学会雑誌 2016; 105（9），1600-1610.
- 「380人に1人」の人口透析大国ニッポン：年間医療費1兆6000億円
  （https://www.nippon.com/ja/japan-data/h00411/）
- 日本透析学会「わが国の慢性透析療法の現況」（2019年12月31日現在）
- 日本腎臓学会編「エビデンスに基づくCKD診療ガイドライン」

2. 腎性貧血とEPO製剤の登場

CKD患者の貧血の原因は，エリスロポエチン（EPO）産生の低下が主であるが，貧血の出現には鉄欠乏，慢性炎症，赤血球半減期短縮などの因子が関与している．腎性貧血になることで赤血球が減少すると，疲れやすい，動悸，息切れ，めまいなどといった症状が出現する．なお，糖尿病性腎症では，他の腎疾患と比較して早期から貧血が見られることが明らかにされており，貧血の診断がなされた後に，貧血をきたす様々な疾患からの除外診断によってその原因診断がなされる．

腎臓は様々なホルモン分泌をしており，EPOが産生されることで骨髄での造血が促される．腎臓で産生されたEPOが赤血球前駆細胞にあるEPO受容体と結合し，赤芽球のアポトーシスを抑制することで赤血球生成が刺激される．つまり，体内の鉄不足に起因するヘモグロビン産生が不十分であることを原因とする鉄欠乏性貧血とは異なり，鉄剤だけを補給しても腎性貧血は改善しない．そのため，EPOの補充治療が主流として行われているものの，補充後に臨床上有意な赤血球の増加が見られるまでは通常は2〜6週間かかる．

1989年に腎性貧血の治療薬として，米国アムジェン社によるEPO製剤であるエポエチンアルファがFDA認可を受け，日本でも1996年に協和キリン（当時は

表2-1 **日本で承認されている主なEPO製剤**

- エポエチン・アルファ（エスポー注射液：1996年：協和キリン：2週ごと）
- エポエチン・ベータ（エポジン注：2001年：中外製薬：2週ごと）
- ダルベポエチン・アルファ（ネスプ静注用：2007年，ネスプ注射液：2010年：協和キリン：4週ごと）
- エポエチン・ベータ・ペゴル（ミルセラ注：2011年：中外製薬：4週ごと）

麒麟麦酒）が製造販売承認を取得している．新しい医薬品は普及に時間がかかることもあるが，このEPO製剤は認可されてから瞬く間に普及が進んだとされている．2001年には，体内貯留時間が約3倍であるダルベポエチンアルファが承認された．日本での適応は腎性貧血，手術の貯血，未熟児貧血であるが，米国では癌の化学療法による貧血，HIVによる貧血なども適応とされている。

　現在，慢性透析患者のうち80％超がEPO製剤を使用していると言われているが，近年は半減期を延長した長時間作用型EPOも保険適応で使用できるようになっている．これらは総称してESA（Erythropoiesis Stimulating Agents）と呼ばれている．投与方法は，ロキサデュスタットのような経口投与ではなく，皮下注射もしくは静脈注射（透析期は透析時に回路内投与）である．いずれも注射剤であるため，人工透析患者への投与は容易であるものの，それ以外の患者層への拡大に課題があったと考えられる．

参考資料
• 南学正臣「腎性貧血の機序と治療法」日内会誌 2010：99：136 ～ 141.

3. 低酸素誘導因子（HIF）に関する研究

　前項で述べたEPO産生の低下は，腎臓の尿細管周囲の間質に存在するEPO産生細胞の障害によって引き起こされるとされている．一方，EPOのプロモーターにはhypoxia-responsive element（HRE）という転写調節領域が存在しており，HREにある低酸素状態で働く転写調節因子hypoxia-inducible factor（HIF）が貧血による酸素供給の低下を感知することで，EPOの産生が促される．

　EPOは赤血球数を増やすことで酸素の運搬能力を上げようとするが，環境中に酸素が十分にあるときは細胞内にHIF-1αがほとんど見られない一方で，低酸素状態（高地など）ではHIF-1αが検出されるようになることが知られている．このメカニズムは，酸素が十分にあるときは，HIF-1αにある「ユビキチン」という標識が目印にされることで，細胞内の酵素によってHIF-1αが分解されるが，酸素が少ない環境ではHIF-1αにユビキチンが付かず分解されないためその転写調節機能が働き，結果として赤血球が増えるためとされている．しかし，これらの細胞がどのようにして周囲の酸素環境を感知しているかは分かっていなかった．

2019年，この問題に終止符が打たれることになる．同年，「細胞が周囲の酸素環境を感知している仕組みの発見」に対して，ハーバード大学のウィリアム・ケリン (William G. Kaelin Jr.) 教授，オックスフォード大学のピーター・ラトクリフ (Peter J. Ratcliffe) 教授及びジョンズ・ホプキンス大学のグレッグ・セメンザ (Gregg L. Semenza) 教授の3名がノーベル医学・生理学賞を受賞した．彼らは全員が医師資格を持つ基礎研究者である．

　ケリン教授とラトクリフ教授は，HIF-1αは酸素濃度が十分であるときにVHLと呼ばれる癌抑制遺伝子によって分解されること，さらにHIF-1αがVHLによる分解を受けるためには，プロリン水酸化酵素 (PHD) によるHIF-1αのプロリン残基の水酸化が必要であることを見出した．また，セメンザ教授は，EPOの産生を促進する転写因子としてHIF-1を同定し，さらにHIF-1がHIF-1αとHIF-1β (ARNT) という2量体から構成されていることを明らかにしたのである（図2-3）．

　これまでの様々な研究から，HIF-1αの様々な作用についても明らかになって

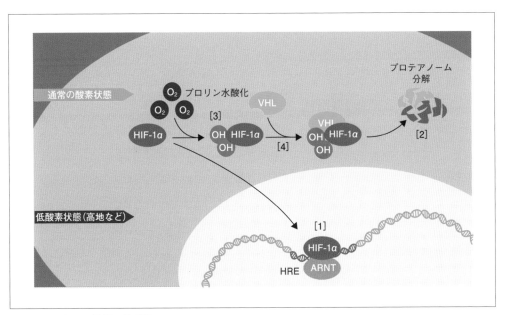

図2-3　HIF-1α分解の仕組み
資料：ノーベル財団ウェブサイト
[1] HIF-1αは分解せず核内に蓄積．HIF-1の一部であるARNTが低酸素に応答する遺伝子の転写調節領域にある特定のDNA領域と結合
[2] HIF-1αはプロテアソームによって分解される
[3] HIF-1αが水酸化される
[4] VHLタンパク質がHIF-1αを認識して結合する

いる．赤血球数の増加による酸素の運搬能力向上だけでなく，癌の血管新生や浸潤の促進作用，免疫への関与などについても報告されており，今後もさらなる研究が繰り広げられることが予想される．

参考資料
• 南学正臣「腎性貧血の機序と治療法」日内会誌 2010；99：136 ～ 141.
• 日経サイエンス「2019年ノーベル生理学・医学賞：細胞の低酸素応答の仕組みの解明で米英の3氏に」(2019年10月18日)

4. 腎性貧血治療薬開発のガイドライン

ここで，日本における腎性貧血治療薬の試験がどのように進められているのかを見てみたい．様々な疾患に対する新しい治療薬の開発ガイドラインが厚生労働省から発出されているが，腎性貧血治療薬の臨床評価方法に関しても，2011年9月に「腎性貧血治療薬の臨床評価方法に関するガイドライン」(平成23年9月30日，薬食審査発0930第1号) が取りまとめられている．なお，本ガイドラインが発出された2010年代は，ロキサデュスタットをはじめ，第3節「競合製品との開発戦略の比較」で挙げる様々な治療薬の開発時期と重なることを付記しておきたい．

同ガイドラインの「基本的考え方」では，透析 (血液透析又は腹膜透析) 施行中の患者及び保存期慢性腎臓病の患者における腎性貧血を対象として，腎性貧血改善効果 (ヘモグロビン値等) を主要評価項目として有効性の評価を行うとされている．これは，本来，腎性貧血の治療において臨床的に重要なのは生命予後やQOLの改善であるが，長期間にわたる臨床試験の中でそれらを観察することは難しいという事情があるためである．

試験のデータパッケージについては，臨床で推奨される用量の決定，既承認の腎性貧血治療薬との比較を行うとされている．有効性及び安全性を妥当な試験デザインのために示すためには，後期第Ⅱ相試験 (用量反応試験) 又は第Ⅲ相試験 (検証的試験) のいずれか又は両者において必要に応じてプラセボ又は既承認の腎性貧血治療薬などの実薬を対照とした無作為化二重盲検比較試験を行うとされている．

開発においては，透析施行中の患者と保存期慢性腎臓病の患者で別々に試験を設定するとされている．また，治験の対象となる被験者がEPO製剤などの既承

認の腎性貧血治療薬で治療されている患者の場合は，被験薬に切り替えて治療する場合の用法，用量，有効性及び安全性を検討する必要があり，既承認薬から被験薬へ切り替えた後のヘモグロビン値が切り替える前と同様に目標の範囲内に安定して維持されるかを検討することとされ，被験薬の貧血改善効果を検討する場合には，投与開始初期の用法，用量，有効性及び安全性を確認する必要があり，ヘモグロビン値の上昇により貧血改善効果を検討するとされた．

治験の対象薬とする標準薬の設定においては，医薬品の製造承認に関する取扱いが厳密化された1967年（昭和42年）以降に承認又は再評価された既承認薬で，客観的かつ精密な評価がなされているものを選択することとされた．

このように，腎性貧血に関しても，承認申請書に添付すべき資料を作成するための試験の基準となる事項が取りまとめられ，開発が支援されている．

参考資料
- エビデンスに基づくCKD診療ガイドライン2018
- 「腎性貧血治療薬の臨床評価方法に関するガイドライン」について（薬食審査発0930第2号　平成23年9月30日）

5. 公開情報による2020年時点でのロキサデュスタットの開発状況

2017年10月31日，アステラス製薬とFibroGen社は，両社が共同開発を進めるロキサデュスタットについて，ESA（Erythropoiesis Stimulating Agents）による治療歴を有する又は治療を行っていない腹膜透析期の慢性腎臓病（CKD）患者を対象とした日本における最初の第Ⅲ相試験において良好な有効性評価結果を得たことを発表した．同試験には43名のESA既治療及び13名のESA未治療の合計56名の被験者が組み入れられた．

目標とされたヘモグロビン（Hb）値の基準とされた第18週から第24週にかけてのHb平均値が10.0～12.0 g/dLの目標範囲内にある患者の割合は，ESA未治療の患者で92.3％，ESA既治療の患者で74.4％であった．安全性の解析結果は，これまでの臨床試験で認められた安全性プロファイルと一致し既知であり，かつ忍容性は良好であったと発表されている．

さらに2018年5月31日，両社は日本で結果が判明した4番目の第Ⅲ相試験にお

いて主要評価項目を達成したと発表した．この試験では，遺伝子組換えヒトエリスロポエチン製剤又はダルベポエチン アルファによる治療歴を有する透析期のCKDに伴う貧血患者を対象として，ロキサデュスタットの有効性及び安全性がダルベポエチン アルファと比較して評価された．

ESAによる治療歴を有し，ロキサデュスタットが投与された血液透析患者における第18週から第24週にかけての平均Hb値は10.99 g/dLで，効果的に維持されたことが確認された．主要有効性評価項目とされた第18週から第24週にかけてのベースラインからの平均Hb値の変化量は，ロキサデュスタット群及びダルベポエチン アルファ群で，それぞれ－0.04 g/dL及び－0.03 g/dLであった．また，ベースラインからの平均Hb値変化量における群間差の95％信頼区間（－0.18，0.15）の下限値は，あらかじめ設定された非劣性マージン（－0.75 g/dL）を上回り，ダルベポエチン アルファに対するロキサデュスタットの非劣性が確認された．加えて，ロキサデュスタットは良好な忍容性を示すとともに，安全性プロファイルは，透析期及び保存期の患者を対象にしたこれまでの臨床試験で認められた結果と一致したと発表している．

続いて2018年9月20日，アステラス製薬は，ロキサデュスタットについて，保存期のCKD患者を対象とした第Ⅲ相ALPS試験で，主要評価項目とされた「第24週までのヘモグロビン奏効率」及び「第28～52週にかけてのHb値のベースラインからの変化量」のいずれにおいても，プラセボに対する有効性の優越性が検証されたことを発表した．

ALPS試験はロキサデュスタットの大規模グローバル第Ⅲ相試験の一部で，欧州，中東及びアフリカを中心とした地域でアステラス製薬が実施したロキサデュスタットの3つの第Ⅲ相試験のうち，結果が判明した最初の試験である．なお，この試験は，投与期間が52～104週の第Ⅲ相，多施設共同，二重盲検，プラセボ対照試験で，透析を受けていないCKDに伴う貧血患者（平均スクリーニングHb値≤10 g/dL）を対象としている．

プラセボと比較したロキサデュスタットの有効性及び安全性を評価するためにデザインされ，対象患者はロキサデュスタット群またはプラセボ群のいずれかに2：1の比で割付けられ，「第24週までのHb奏効率を達成した患者の割合（米国申請用）」及び「（レスキュー療法に関わらず）第28～52週にかけての平均Hb値のベースラインからの変化量（欧州申請用）」の2つの主要評価項目が設定された．

同試験の結果により，ロキサデュスタットがCKDに伴う貧血患者の治療薬として有望であることを示すエビデンスがさらに蓄積された．

参考資料
・アステラス製薬・FibroGen社プレスリリース

② レギュレーションから見た開発

渡邉 真哉，野口 裕史，古屋 欽司

1. グローバルの承認順

　ロキサデュスタットは，当初FibroGen社が米国で初期の開発を先行させていた．これは，米国もしくは欧州から先行し，日本をはじめとするアジア地域に拡大していくという，一般的な医薬品開発のエリア戦略と同様であったと考える．各地域におけるロキサデュスタットの第Ⅰ相臨床試験の開始時期は，米国は2006年7月頃，日本は2009年8月頃，中国は2010年10月頃である．しかし，結果としてグローバルで見ると，2018年12月に世界で初めて中国で承認を取得しており，特殊な開発経緯を経た医薬品だと言えるだろう．

　その後，日本は2019年9月に世界で2番目に承認を取得しているが，2021年7月現在，米国及びEUでは未承認である．しかし，EUにおいては，2021年6月28日付のアステラス製薬のプレスリリースでは，CKDに伴う症候性貧血の治療薬として，欧州医薬品庁（EMA）の欧州医薬品委員会（CHMP）が販売承認勧告を採択したことを発表している．

　以下，日本の審査報告書に基づいてロキサデュスタット開発の基本的なポイントを確認した後に，開発のターニングポイントとなった米国のClinical Holdと中国市場への導入及び薬事対応について触れていく．

各地域における開発状況

　ロキサデュスタットの開発状況について，①適応症毎，②腎性貧血に対する国毎の経過を**図2-4**及び**図2-5**にまとめた．他の情報と合わせて，ご参照いただきたい．

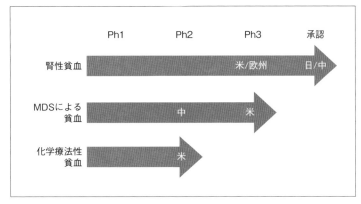

図2-4　適応別開発状況

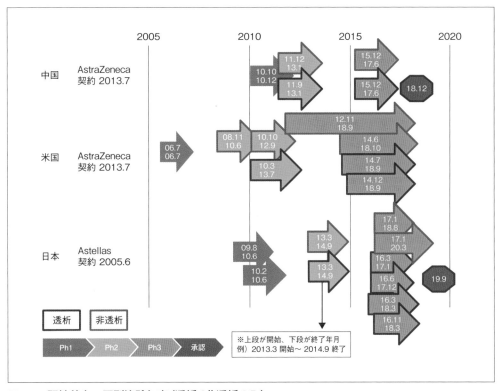

図2-5　腎性貧血　国別治験年表（透析／非透析のみ）

参考資料（年表部分）

• アステラス製薬ウェブサイト（ロキサデュスタット）：
  https://www.astellas.com/jp/ja/news?tab = latest&page = 0
• Clinical trial.gov（FG-4592）：https://clinicaltrials.gov/
• FibroGen ウェブサイト（パイプライン）：https://www.FibroGen.com/pipeline/

• FibroGen ウェブサイト（Roxadustat or FG-4592）:http://investor.FibroGen.com/news-releases
• PMDA ウェブサイト（ロキサデュスタット）　審査報告書及び申請資料概要
　https://www.pmda.go.jp/PmdaSearch/iyakuSearch/
※Clinical trials.gov の情報を中心に年表を作成．不足している部分については，審査報告書，各社プ
レスリリースから情報を補填．情報が限られている一部の試験は反映されていない．

2.　日本での開発〜薬事承認申請のための審査報告書より〜

　　ロキサデュスタットは既存の ESA のような皮下注射もしくは静脈注射（透析実施時の回路内注射）とは異なり，より侵襲性の低い経口投与の製剤という点で注目すべき薬剤である．日本での承認申請は 2018 年（平成 30 年）9 月 28 日に行われ，翌 2019 年 9 月に製造販売承認を取得している．

　　ここではレギュレーションの観点から，ロキサデュスタットがどのような審査を経て承認へと至ったのかを理解するため，審査報告書を項目ごとに確認していく．なお，日本における開発の詳細は Part 1 を参照されたい．

非臨床パート

　　品質に関しては，以下の点で審査が行われ，特に大きな指摘はなされていなかった．
• 原薬：特性，製造方法，原薬の管理，原薬の安全性
• 製剤：製剤及び処方並びに製剤設計，製造方法，製剤の管理，製剤の安定性

　　非臨床薬理試験に関しては，以下の点で審査が行われた．
• 効力を裏付ける試験：
　　−HIF-PH 阻害作用（*in vitro* ヒト HIF-PH に対する阻害作用）
　　−EPO 産生誘導作用（*in vitro* EPO 産生誘導作用，マウスにおける EPO 産生誘導作用）
　　−炎症性貧血又は腎性貧血モデルラットにおける貧血改善作用（炎症性貧血ラットにおける貧血改善作用，部分腎摘 CKD ラットにおける貧血改善作用）
• 副次的薬理試験：選択性の検討
• 安全性薬理試験

薬理作用においては，HIF-PHに対する阻害作用があり，HIF経路の活性化を介するメカニズムによってヘモグロビンを上昇させることで，腎性貧血に対する作用を有すると説明がなされた．

安全性薬理試験においては，心血管系についてサルで心拍数増加，ラットで心拍数増加及び血圧低下が，呼吸系についてラットで呼吸数，分時換気量及び一回換気量の増加が，腎・泌尿器系についてラットで尿量増加，尿pH上昇，Na^+，K^+及びCl^-の排泄量増加並びに尿中K^+濃度増加が認められたが，動物使用時は安全域がヒトの安全域の数倍以上であったことや動物使用時のC_{max}が臨床での使用時よりも著しく高かったことから，臨床で使用する際に影響を及ぼす可能性は低いと説明された．

非臨床薬物動態試験に関しては，以下の点で審査が行われた．
• 吸収：単回投与試験，反復投与試験（ラット反復投与試験，サル反復投与試験）
• 分布：有色ラットにおける組織分布，タンパク結合，血球移行性，ラットにおける胎盤通過
• 代謝：*in vitro*に代謝物の検討，血漿及び尿中代謝物
• 排泄：ラットにおける尿及び糞中排泄，サルにおける尿・糞及び胆汁中排泄，ラットにおける乳汁中排泄

サル単回及び反復経口投与試験において，用量比以上に曝露量が増加する傾向が見られたが，代謝過程の飽和に伴うクリアランスの低下に起因すると考えられること，また臨床薬理試験において，ほぼ用量に比例した曝露量の増加が見られたことから，臨床における投与量の範囲では，用量比以上に曝露量が増加する可能性が低いと説明された．

毒性試験に関しては，以下の点で審査が行われた．
単回投与毒性試験，反復投与毒性試験，遺伝毒性試験，がん原性試験，生殖発生毒性試験，幼若動物を用いた試験，その他の試験（光毒性試験，不純物に関する試験）

ラット及びサルを用いた一般毒性試験において，薬理作用（赤血球造血作用）

に起因すると考えられる毒性が見られたが，臨床においてはヘモグロビン値に応じて適宜用量調整する薬剤であり，投与中はヘモグロビン値が定期的に測定されることから，臨床使用時に問題となる可能性は低いと説明された．

臨床薬理パート

臨床薬理試験等に関しては，以下の点で審査が行われた．

生物薬剤学試験及び関連する分析法：

- 国内第Ⅰ相試験（食事の影響）
- ヒト生体資料を用いた試験（血漿タンパク結合，血球移行性，*in vitro*における代謝物の検討，本薬のヒト肝薬物代謝酵素の誘導作用，本薬のヒト肝薬物代謝酵素阻害作用，トランスポーター基質性及び阻害作用の検討）

臨床薬理試験：

- 国内第Ⅰ相単回及び反復投与試験（単回経口投与，反復経口投与）
- 海外マスバランス試験
- HD施行中の腎性貧血患者を対象とした国内第Ⅰ相試験
- 海外第Ⅰ相試験（腎機能障害の影響）
- 海外第Ⅰ相試験（肝機能障害の影響）
- 海外第Ⅰ相試験（CYP2C8及びOATP1B1阻害剤並びにUGT及びOAT阻害剤との薬物相互作用試験）
- 海外第Ⅰ相試験（CYP基質との薬物相互作用試験）
- 海外第Ⅰ相試験（OATP1B1基質との薬物相互作用試験）
- 国内及び海外第Ⅰ相試験（リン吸着薬との薬物相互作用試験）
- 国内第Ⅰ相試験（球形吸着炭との薬物相互作用試験）
- 海外第Ⅰ相試験（オメプラゾールとの薬物相互作用試験）
- 海外第Ⅰ相試験（QT/QTc評価試験）

他の薬剤がロキサデュスタットの薬物動態に及ぼす影響については，海外薬物相互作用試験において，CYP2C8，OATP1B1阻害剤，UGT，OAT阻害剤によって曝露量が上昇する結果が示されたが，国内第Ⅲ相試験においては，CYP2C8，OATP1B1阻害剤，UGT，OAT阻害剤併用の患者背景因子が有害事象の発現率に差がなかったことが説明され，臨床において大きな影響を及ぼす可能性は低い

とされた．しかしながら，これらの阻害剤との併用時には，曝露量が上昇することを添付文書で注意喚起する方向性となった．

　肝機能障害が薬物動態に及ぼす影響については，海外第Ⅰ相試験で中等度の肝機能障害を有する被験者でAUCが上昇した例があったが，その理由は主要消失経路であるCYP2C8及びOATP1B1のクリアランスが低下したことによると考えると説明がなされた．中等度以上の肝機能障害を有する患者に投与する場合には，投与初期は減量を考慮するとともに，患者の状態を慎重に観察しながら投与するよう添付文書で注意喚起する方向性が示された．

臨床試験パート

　臨床における有効性と安全性に関しては，評価資料として第Ⅱ相試験1試験，第Ⅲ相試験4試験が提出され，以下の点について審査が行われた．

第Ⅱ相試験：

- ESA未治療HD（血液透析）患者を対象とした国内第Ⅱ相試験（用量探索試験）

第Ⅲ相試験：

- ESA治療中のHD患者を対象とした国内第Ⅲ相無作為化比較試験（HD切替え維持試験，1517-CL-0307試験）

- ESA治療中のHD患者を対象とした国内第Ⅲ相非盲検試験（長期投与試験，1517-CL-0312試験）

- ESA未治療HD患者を対象とした国内第Ⅲ相非盲検試験（HD貧血改善試験，1517-CL-0308試験）

- PD（腹膜透析）患者を対象とした国内第Ⅲ相非盲検試験（貧血改善・切替え維持試験，1517-CL-0302試験）

有効性について

　HD（血液透析）患者における①ESAからロキサデュスタットへ切り替えた場合の有効性，②ESA未治療HD患者に対する有効性に加えて，③PD（腹膜透析）患者における有効性が審査された．

　①HD患者におけるESAからロキサデュスタットへ切り替えた場合の有効性に

関して，国内第Ⅲ相比較試験（HD切替え維持試験，1517-CL-0307試験）に基づいて説明された．ESA治療中の成人HD患者303例が参加した．ロキサデュスタット群は投与4週までは70又は100mgが投与され，4週後以降は維持用量として適宜増減され，対照群は投与4週まではダルベポエチン・アルファ10〜60μg，4週後以降は維持用量として10〜160μgが投与された．

主要評価項目とされた，「投与18〜24週のベースラインからの平均Hb値の群間差［95％信頼区間］」は−0.02［−0.18, 0.15］g/dLであり，95％信頼区間の下限値が事前に設定された非劣性マージンである−0.75g/dLを上回ったことから，ロキサデュスタット群の対照群に対する非劣性が検証された．

また，ESA治療中のHD患者における長期投与時の有効性に関して，国内第Ⅲ相試験（長期投与試験，1517-CL-0312試験）に基づいて説明され，ESA治療中の成人HD患者163例が参加し，投与4週まではロキサデュスタット70mg又は100mgが投与され，4週以降は維持用量が適宜調節されることとされた．主要評価項目は，「各評価期間における平均Hb値及び目標Hb値維持率（平均Hb値が10.0〜12.0g/dLの患者割合）」とされ，87.2％〜96.9％であった．

②HD患者におけるESA未治療例の有効性に関して，国内第Ⅲ相比較試験（HD貧血改善試験，1517-CL-0308試験）に基づいて説明され，ESA未治療の成人HD患者75例が参加し，投与4週まではロキサデュスタット50mg又は70mgが投与され，4週以降は維持用量が適宜調節されることとされた．

主要評価項目は，「投与18〜24週時の平均Hb値及び投与終了時（投与24週時又は投与中止時）までの累積奏効割合（Hb値が10.0g/dL以上かつベースラインより1.0g/dL以上上昇した場合を奏効と定義）」とされ，ロキサデュスタット50mg群で86.5％，70mg群で89.2％であった．

③PD患者における有効性に関して，国内第Ⅲ相比較試験（貧血改善・切替え維持試験，1517-CL-0302試験）に基づいて説明された．成人PD患者56例が参加し，投与4週まではESA未治療の患者はロキサデュスタット50mg又は70mgが投与され，ESA治療中の患者はESA投与量に応じてロキサデュスタット70mg又は100mgから開始し，4週以降は適宜調節されることとされた．

主要評価項目は，「投与18〜24週時の平均Hb値及び目標Hb値維持率（平

均 Hb 値が 10.0 〜 12.0 g/dL の患者割合）」とされ，ESA 未治療群で 92.3 %，ESA 切替え群 74.4 % であった．

安全性について

HD 患者及び PD 患者について，長期投与時の安全性，患者背景別の安全性について議論され，Hb 値の変化などに注意しながら用量調整を行った場合は，HD や PD を実施している腎性貧血患者に対する投与の安全性は許容可能と判断された．しかしながら，血栓塞栓症，高血圧症，肝機能障害，悪性腫瘍，網膜出血に関しては，製造販売後調査などで注目すべき有害事象について引き続き情報収集する必要があるとされた．

効能・効果と臨床的位置付けについて

国内臨床試験から HD 及び PD 試行中の腎性貧血患者におけるロキサデュスタットの有効性が示されたこと及び安全性が許容可能であることから，効能効果は「透析施行中の腎性貧血」と設定された．既存の ESA とは異なる投与経路であり，透析施行中の腎性貧血患者にとって新たな治療選択肢となるものの，ESA と併用したデータはないため，ESA との併用は推奨されないと判断された．

用法・用量について

用法としては国内第 III 相試験の設定と同様週 3 回経口投与とされた．また，臨床薬理試験において透析によりほとんど除去されないことが示されたことから，透析終了後に服薬する規定は必要ないとされた．

開始用量については，ESA 未治療の HD 患者における開始用量として 50 mg 及び 70 mg で有効性と安全性に大きな差異は見られなかったことから，申請時には高用量から開始するほうがより早く目標 Hb 値への到達が期待されると考えられ，70 mg が開始用量とされた．ESA 未治療の PD 患者における開始用量としては，50 mg 及び 70 mg で有効性及び安全性に大きな差異は見られなかったものの，70 mg では Hb 値上昇速度がやや早すぎる患者が多かったことから，50 mg が適切と判断された．

ESA からの切替え用量については，HD 患者及び PD 患者の両者において有効性及び安全性の観点から，試験の設定どおり 70 mg 又は 100 mg とされた．また，

用量調節方法，最高用量についても国内第Ⅲ相試験の設定に基づいたものとされた．

製造販売承認後の検討事項について

　試験成績の評価などから，①血栓塞栓症，高血圧，肝機能障害等の発現状況，②ESAからロキサデュスタットに切り替えた場合の安全性及び有効性，③高用量（200mg以上）投与時の安全性について情報収集する計画とされた．

参考資料
• 独立行政法人医薬品医療機器総合機構：「審査報告書　ロキサデュスタット」

3. 米国での開発〜Clinical Holdに関する公開情報〜

　当初，開発が先行していた米国において，FibroGen社はロキサデュスタット（開発コード：ASP-1517/FG-4592）以外にも，同様の作用機序を有する化合物であるFG-2216/YM-311の開発を同時に進めていた．しかしながら，FibroGen社が米国で実施していた保存期の腎性貧血患者を対象としたFG-2216/YM-311の第Ⅱ相試験において，劇症肝炎によって被験者が1例死亡した．これを受けて，FDAから両方の化合物のすべての臨床試験に中断命令が下されたことにより，Clinical Holdという開発における大きな危機が訪れることになる．

　Clinical Holdとは，実施中又は計画されている臨床試験を直ちに一時停止又は制限するFDAによる命令のことである．Clinical Holdは，IND（Investigational New Drug；治験新薬）の対象となる1つ又は複数の臨床試験に適用される場合がある．計画された臨床試験がClinical Holdとされた場合，被験者は治験薬を投与されない可能性がある．実施中の臨床試験がClinical Holdされた場合，新しい被験者を臨床試験に組み入れて治験薬を投与することはできない．また，すでに臨床試験に参加している患者は，FDAによる特別な許可がない限り，治験薬を含む治療を中止する必要がある．

　Clinical Holdには，complete Clinical Holdとpartial Clinical Holdの2種類がある．INDに基づくすべての臨床研究の延期又は中断はcomplete Clinical Holdと見なされる．INDに基づく臨床研究の一部のみの延期又は中断はpartial Clinical

Holdと見なされる．partial Clinical Holdは，例えばINDの複数のプロトコルの1つ，プロトコルの一部，又は多施設共同研究の特定の実施施設における臨床試験を延期又は一時停止するために課される．

　FDAからはClinical Holdを課す理由が示される．Clinical Holdの根拠は，研究の性質によって異なるものの，「被験者が疾患や怪我をもたらす不合理かつ重大なリスクにさらされている，又はさらされる可能性がある」というFDAの判断に基づいている．

　当時，ロキサデュスタットに関しては，以下の第Ⅱ相試験が実施されていた．

試験名：FGCL-017試験

試験デザイン：保存期慢性腎臓病患者を対象にロキサデュスタットを漸増反復経口投与したときの安全性及び生物学的活性を検討する無作為化，単盲検，プラセボ対照，4週間投与試験

治験実施施設：米国29施設

試験開始日：2006年11月1日

　先述のように，FG-2216の第Ⅱ相試験で劇症肝炎による死亡が発生したことから，FDAはcomplete Clinical Holdを発出し，本事例の発生したFG-2216のみならず，類似する作用を有するロキサデュスタット（FG-4592）も同様に，これら2つの化合物に関するすべての臨床試験が一時中断された．その後，FibroGen社は試験再開に向けFDAと協議し，2008年2月に回答書を提出，同年3月24日にFDAに受理された．これにより試験再開がFDAにより認められ，Clinical Holdが解除された．

　その後，FG-2216に関しては，Clinical Hold解除以降の情報は発表されておらず，開発は中止されたものと考えられる．一方，ロキサデュスタット（FG-4592）については，FGCL-017試験が再開され，パート2として2009年3月9日から再開，2010年6月21日に試験終了となっているものの，開発スピードが遅延したことが推測される．

　結果として，ロキサデュスタット（ASP-1517/FG-4592）の世界初承認は，中国がその舞台となっていった．

参考資料

• アステラス製薬株式会社プレスリリース
• Nephrol Dial Transplant（2015）30: 1665-1673
• Guidance for Industry and Clinical Investigators The Use of Clinical Holds Following Clinical Investigator Misconduct

4. 中国での開発～三極以外での世界初承認～

　開発当時，日米EU間はICH（International Council for Harmonisation of Technical Requirements for Pharmaceuticals for Human Use：医薬品規制調和国際会議）でハーモナイゼーションがなされていたが，ロキサデュスタット開発の舞台の1つとなった中国はICHメンバーではなかった（中国は2017年からICHに加盟）．そのため，中国GCPでの試験資料はICH-GCP準拠とはならず，中国GCPに従って試験が実施された．

　中国において，ロキサデュスタットは2010年10月頃に第Ⅰ相試験が開始されている．その後，2011年9月に透析期患者，同年12月に保存期患者を対象にした第Ⅱ相試験が開始された．2013年7月にはFibroGen社とアストラゼネカ社との間で共同開発契約が締結され，2015年12月に第Ⅲ相試験が開始，2017年6月に終了している．そして2018年12月，中国においてロキサデュスタットは世界で初めて承認を取得したのである．

　開発当時の中国では，医薬品の規制管轄機関は国家食品薬品監管理総局（CFDA：China Food and Drug Administration）であった．医薬品登録の申請の審査は，CFDA直属機関の医薬品審査評価センター（Center for Drug Evaluation：CDE）が担当していた．医薬品の薬事規制は「中華人民共和国薬品管理法」に基づいて行われており，実施細則に関する条例として「中華人民共和国薬品管理法実施条例」が制定されている．なお，同法は2001年12月1日に施行され，幾度の改正を経て，近年では2019年8月6日に改正が実施（施行は同年12月1日）されている．

　2015年以降，中国では薬事行政改革が積極的に進められており，2018年9月にはCFDAが中華人民共和国国家食品薬品監督管理局（NMPA：National Medical Products Administration）に組織改編される等，薬事規制の整備とハーモナイゼーションが進められている．NMPAは2018年6月からICH管理委員会メンバー

となっているが，中国GCPで実施される医薬品，医療機器を中国市場で販売するためには，原則NMPA登録を行い，販売許可を得る必要性がある．そのほかにも，中国で開発を進める上では留意点が多数あり，日本で使用が許可されていても中国では禁止されている成分があることや，頻繁に法改正が行われるため，常にアップデートされた情報を入手することなど，注意が必要である．

ロキサデュスタットの開発・販売権利は，米国と中国ではアストラゼネカ，日本，欧州，中東，南アフリカではアステラス製薬が保有している．世界的に展開される新薬の初上市エリアが中国となることは，過去には例がなかったことである．

中国は世界の医薬品市場規模において，日本を超えて第2位になっている．中国は経済規模の拡大，世界一の人口，そして急速な高齢化などにより，その市場規模は今後も拡大が予測される．医薬品の販売市場としてではなく，研究開発拠点としての中国の存在感が増しており，ロキサデュスタットのような，世界初上市エリアが中国であるというケースが生まれたのであろう．

3 競合製品との開発戦略の比較

渡邉 真哉，小栁 智義

筑波大学エクステンションプログラム Alumni の会
tri-stars（新井邦生，炭谷徳人，高崎竜史，高野六月）

1. ロキサデュスタットの開発競合環境

　日本国内における HIF-PH 阻害薬については，First in Class の「ロキサデュスタット」（製品名：エベレンゾ錠）以外に，田辺三菱製薬の「バダデュスタット」（製品名：バフセオ錠）及びグラクソ・スミスクラインの「ダプロデュスタット」（製品名：ダーブロック錠）の2剤が2020年6月29日に製造販売承認を取得，さらに日本たばこ産業（製造販売）及び鳥居薬品（販売）の「エナロデュスタット」（製品名：エナロイ錠）が2020年9月25日に製造販売承認を取得している．さらに2021年1月22日には，バイエル薬品の「モリデュスタット」（製品名：マスーレッド錠）が製造販売承認を取得した．

　HIF-PH 阻害薬は ESA 低反応性の患者から使われはじめ，徐々に処方が広がっていくと考えられる．First in Class のロキサデュスタットは，1年間の処方期間制限も解除となり，今後は患者の利便性も増していく．また，2020年1月30日には保存期腎不全への適応追加に関する承認申請が行われ，同年11月27日に承認されている．なお，アステラス製薬は2021年度から2025年度の経営計画において，ロキサデュスタットのピーク時の売上予測を500〜1,000億円として公表している．

　一方，腎性貧血治療薬として最も使われている ESA である「ネスプ®」は2019年に特許切れとなっており，製造販売元の協和キリンはオーソライズド・ジェネリック[*1]を開発している．また，複数の企業がバイオシミラー[*2]の開発を進めている．2019年時点での日本における ESA の市場規模は約800億円と推計され

表2-2　競合するHIF-PH阻害薬の物質特許の情報

医薬品名	優先日	出願日	出願人	日本での特許番号or特許出願	発明の名称
Roxadustat	2003/6/6	2004/6/4	Fibrogen, Inc., United States	特表2006-527200	窒素含有ヘテロアリール化合物および内因性エリトロポエチンを増加させる際のそれらの使用方法
Desidustat	2012/12/24	2013/12/23	Cadila Healthcare Limited, India	特許6026013	新規キノロン誘導体
Daprodustat	2006/6/23	2007/6/22	SmithKline Beecham Corp., United States	特許5203361	プロリルヒドロキシラーゼ阻害剤
Enarodustat	2009/7/17	2010/7/16	Japan Tobacco Inc., Japan	特許5021797	トリアゾロピリジン化合物,ならびにそのプロリル水酸化酵素阻害剤およびエリスロポエチン産生誘導剤としての作用
Molidustat	2006/10/26	2007/10/12	Bayer Healthcare AG, Germany	特許5247712	心血管および血液の疾患の処置用の置換ジヒドロピラゾロン類
Vadadustat	2006/6/26	2007/6/26	The Procter & Gamble Company, United States	特許5113838	プロリルヒドロキシラーゼ阻害剤および使用方法
FG-2216	1997/10/20	1998/10/19	Hoechst Marion Roussel Deutschland G.m.b.H., Germany	特許3782591	置換イソキノリン-3-カルボキサミド,その製法および薬剤としてのその使用（EPOとしての用途特許）
FG-2216	2001/12/6	2002/12/6	FibroGen, Inc., United States	特許5341293	低酸素誘導性因子（HIF）-αの安定化

注：Roxadustatの物質特許について，日本では分割出願が2回行われ，それぞれ特許査定を受けている.
　　Vadadustatの物質特許について，日本ではWarner Chilcott Company, LLC, United Statesは出願人ではない.
　　FG-2216の物質特許の出願人のHoechst社は，合併の結果サノフィ社となっている.

ているが，今後の腎性貧血治療薬の市場は，複数のHIF-PH阻害薬の登場や既存薬のバイオシミラーの登場により，大きく変化していくことになると予想される.

＊1　Authorized Generic（AG）. 新薬を開発した企業から許諾を得て製造した原薬，添加物及び製法等が同一のジェネリック医薬品や，特許使用の許可を得て優先的に販売されるジェネリック医薬品のこと.
＊2　先発のバイオ医薬品の特許が切れた以降に発売されるバイオ医薬品のこと. 新薬（先発医薬品）と類似の有効成分を使用している後続医薬品という点がジェネリック医薬品と異なる.

表2-3 競合するHIF-PH阻害薬のFIH試験の情報

医薬品名	別名	P1情報	出典
Roxadustat			
Desidustat	ZYAN1	オーストラリアP1 2014年10月28日（インドとオーストラリアでのP2 2017年11月）	Australian Clinical Trials
Daprodustat	ダプロデュスタット	第I相単回投与試験：試験番号PHI115385＜2011年3月～2011年6月＞ 第I相反復投与試験：試験番号 PHI112842＜2009年3月～2009年7月＞〈参考資料〉）	審査報告書
Enarodustat	エナロデュスタット	・日本にて2011年10月には開始（予定？） ・海外にて2012年2月には開始（予定？）	医療用医薬品臨床開発品目（2011年10月31日現在）(jti.co.jp) 医薬事業 臨床開発品目一覧（2012年2月6日現在）(jti.co.jp)
Molidustat		Single Dose Group Stratified Study in Renal Impaired and Healthy Aged and Gender Matched Subjects〈March 2011〉Combined Single/Multiple Dose Escalation Study in Patients With Renal Anemia Due to CKD（Chronic Kidney Diseas）〈April 2011〉	ClinicalTrail.gov
Vadadustat	バダデュスタット AKB-6548	A phase I trial began in the US in September 2009. 海外でのマスbalance試験〈2013年7月〉 日本を含めた健康成人を対象とした第I相試験〈2015年10月～2016年1月〉	審査報告書 https://www.pharmaceuticalonline.com/doc/akebia-announces-positive-results-for-0001
FG-2216			

　以下，ロキサデュスタットの競合となるHIF-PH阻害薬に関して，First in ClassであるロキサデュスタットのClinical Holdの時期（2007年～2008年頃）の開発状況，開発エリア戦略，パートナー戦略などの観点から，それぞれの開発の経過を辿っていく．

参考資料
・アステラス製薬株式会社「経営計画2021の策定について」（2021年5月26日）

バダデュスタット（田辺三菱製薬）

　バダデュスタットの物質特許は，2007年6月26日に米国のThe Procter & Gamble Companyにより出願が行われている．2009年に米国でFIH（First in human）試験が開始されている．米国FDAによるClinical holdによって，HIF-PH阻害薬の開発においてロキサデュスタットが大きな岐路に立たされていた時期は非臨床試験を実施していたため，影響は比較的小さかったように思われる．

　米国においては，Akebia Therapeutics Incを設立し，2009年にFIH試験を開始，2010年から第Ⅱ相試験を実施しているが，第Ⅲ相試験が開始されたのは，2014年に同社がIPO（新規株式公開）を実施した1年後の2015年からであった．

　日本を含むアジア太平洋エリアでは，田辺三菱とのパートナー戦略により，2015年にFirst in Japaneseの第Ⅰ相試験が開始された．2017年には1つ目の第Ⅲ相試験が開始，2019年に承認申請が行われ，日本で世界初承認に至った．なお，ロキサデュスタットとは異なり，中国エリアでの開発は行われていない．

　国内第Ⅲ相試験の成績から，慢性腎不全の透析患者だけでなく，保存期腎不全の腎性貧血に対する有効性が示され，また安全性も許容可能な結果であった．保存期CKDに対しても効能効果に含むこと，1日1回の内服が必要なことがFirst in Classのロキサデュスタットとは異なる．2020年5月29日に薬事・食品衛生審議会（薬食審）第一部会で審議され，6月29日に承認となった．

　評価資料中の第Ⅲ相試験として，保存期CKD患者を対象とした無作為化二重盲検のMT-6548-J01試験，PD患者を対象にした非盲検非対称試験であるMT-6548-J02試験，ESA治療中のHD患者を対象にした無作為化二重盲検試験であるMT-6548-J03試験，ESA未治療のHD患者を対象にしたMT-6548-J04試験の4試験が提出され，保存期腎不全患者に対する有効性及び安全性も示されたことから，効能効果に含めたうえ承認された．

表2-4 バダデュスタットの開発年表

	特許	ビジネス関連	USとEUでの開発 (P3の実施もAkebia社が担当)
2006	6/26優先日		
2007	6/26PCT出願	04-Sep-2007 テリトリー：Global The Procter & Gamble Company →Akebia Therapeutics Inc（創業）	
2008			
2009			September 2009-January 2010：P1 healthy volunteers
2010			October 2010-May 2011：P2a（pre-dialysis）
2011			June 2011-March 2012：P2a（pre-dialysis）
2012			
2013			July 2013-October 2014：P2b（pre-dialysis）
2014		Akebia IPO（ferric citrateのFDAでの承認あり）	September 2014-August 2015：P2b（透析）
2015		11-Dec-2015 テリトリー： Asia-Pacific,Japan 田辺三菱	Dec 2015-July 2020とFeb 2016-July 2020：Global（FDA,EMA）P3 （非透析期対象：PRO2TECT試験）
2016		18-Dec-2016 テリトリー：United States 大塚製薬	July 2016-March 2020とSep 2016-Jan 2020：Global（FDA,EMA）P3 （透析期：INNO2VATE試験）
2017		25-Apr-2017 テリトリー： Australia, Canada, China, EU, Russia Excluding Latin America 大塚製薬	
2018			
2019			
2020		18-May－2020 田辺三菱は，扶桑薬品工業とコプロ契約	2021年申請予定

参考：バフセオ錠150mg，同錠300mg（田辺三菱製薬）審査報告書

日本での開発	中国
October 2015-Jan 2016：海外での白人と日本人の比較 P1（健康成人：CI-0020） Dec2016-Oct 2017：国内 P2（HD 患者 ESA 未投与 or 休薬：CI-0022）	ClinicalTrial.gov への登録は全く無い. 大塚製薬のパイプラインにも，中国の記載なし. https://www.otsuka.com/jp/rd/pharmaceuticals/pipeline/pdf.php?financial＝717
Oct2016-July 2017：国内 P2（保存期 ESA 未投与 or 休薬:CI-0021）	
＊P3 以降，田辺三菱が実施 Oct2017-Aug 2019：国内 P3 （保存期 ESA 未投与 or 休薬：MT-6548-J01）	
Jan2018-Dec 2018：国内 P（PD 患者 ESA 未投与 or 休薬：MT-6548-J02） Feb2018-July 2019：国内 P3（HD 患者 ESA から切替：MT-6548-J03） March2018-Dec 2018：国内 P3（HD 患者未投与 or 休薬：MT-6548-J04）	
July2019 申請	
Jun2020 承認 Aug2020 薬価収載	

［効能又は効能］

腎性貧血

［用法及び用量］

通常，成人にはバダデュスタットとして，1回300mgを開始用量とし，1日1回経口投与する．以後は，患者の状態に応じて投与量を適宜増減するが，最高用量は1日1回600mgまでとする．

ダプロデュスタット（グラクソ・スミスクライン）

　ダプロデュスタットの物質特許は，2007年6月22日に米国で出願が行われている．ロキサデュスタットが大きな岐路に立たされていた2007年5月〜2008年8月のClinical holdの時期から時を置かずして，2008年に米国でFIH試験が開始されている．

　2010年〜2015年には，第Ⅱ相試験としてPOC取得に向けたPh2a試験を，2010年（ND患者及びHD患者）に豪・印・露で，2012年（HD患者でのESA並行群比較，ESA切替比較）に米・加・欧で実施している．日本では，2013年に日本人HD患者の至適用量選択を目的とした国内Ph2a試験と，同年に開始された2つの国際共同Ph2b試験（ND患者及びHD患者）が実施された．

　第Ⅲ相試験は日本とその他の地域で試験デザインが異なる．日本では2016年に3つの第Ⅲ相試験（ND患者及びHD患者，観察期間最長52週）が開始され，2019年に承認申請が行われた．海外では，心血管系の安全性プロファイルについてESAと比較して明確な結論を出すことを目的として，HD患者及びND患者を対象とした数千例規模の心血管アウトカム試験が実施されている．なお，日本とその他の地域で第Ⅲ相試験のデザインが異なる背景として，規制当局への相談などから，申請データパッケージに必要なエビデンスが日欧米で異なることが明らかとなったため，第Ⅲ相試験のグローバル開発戦略に相違が生じた可能性がある．

　日本，米国，欧州をはじめ，インドでも第Ⅰ相及び第Ⅲ相試験が実施されているが，特許出願国には中国も含まれる．2017年にCFDA（中国食品医薬品局）へclass 1化合物登録が行われているが，ロキサデュスタットとは異なり，中国における臨床開発に関する情報は現時点では確認されていない．また，自社開発をグローバルで展開後，2018年11月に協和発酵キリンと戦略的販売提携契約（日本での流通・販売業務：協和キリン）を締結している．グラクソ・スミスクライン社

は，呼吸器・感染症などを医薬事業のコア領域と位置付けているが，コア外である腎領域では日本市場に強みを有する他社との提携により製品価値の最大化を図るとともに，自社リソースをコア領域に重点的に振り分ける戦略をとっている．

　バダデュスタットと同様，国内第Ⅲ相試験の成績から，慢性腎不全の透析患者だけでなく，保存期の腎性貧血に対する有効性が示された．安全性についても許容可能な結果が示されている．保存期CKDに対しても効能効果に含むこと，1日1回の内服が必要なことがFirst in Classのロキサデュスタットとの違いである．2020年に薬食審第一部会で審議され，同年6月29日に製造販売承認を取得した．

　評価資料中の第Ⅲ相試験は3つで，ESA投与中のHD患者を対象にした無作為化二重盲検試験であるPHI201754試験，ESA未投与のHD患者を対象にした非盲検非対照試験であるPHI204716試験，保存期腎不全及びPD患者を対象にしたPHI201753試験が提出された．2020年に薬食審第一部会で審議され，同年6月29日に承認された．患者の状態によって用法・用量が異なる点が，上述のバダデュスタットと異なる．

[**効能又は効果**]

腎性貧血

[**用法及び用量**]

1. **保存期慢性腎臓病患者**

赤血球造血刺激因子製剤で未治療の場合

　通常，成人にはダプロデュスタットとして1回2mg又は4mgを開始用量とし，1日1回経口投与する．以後は，患者の状態に応じて投与量を適宜増減するが，最高用量は1日1回24mgまでとする．

　赤血球造血刺激因子製剤から切り替える場合

　通常，成人にはダプロデュスタットとして1回4mgを開始用量とし，1日1回経口投与する．以後は，患者の状態に応じて投与量を適宜増減するが，最高用量は1日1回24mgまでとする．

2. **透析患者**

　通常，成人にはダプロデュスタットとして1回4 mgを開始用量とし，1日1回経口投与する．以後は，患者の状態に応じて投与量を適宜増減するが，最高用量は1日1回24 mgまでとする．

表2-5 ダプロデュスタットの開発年表

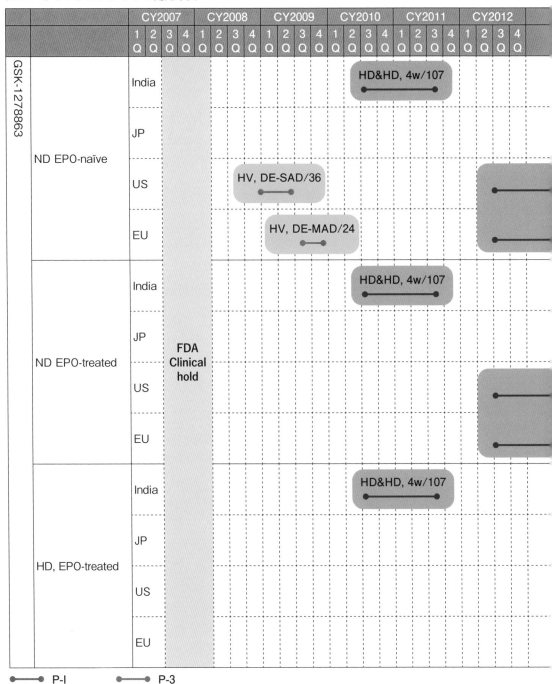

参考：ダーブロック錠1mg他3品目（グラクソ・スミスクライン株式会社）審査報告書

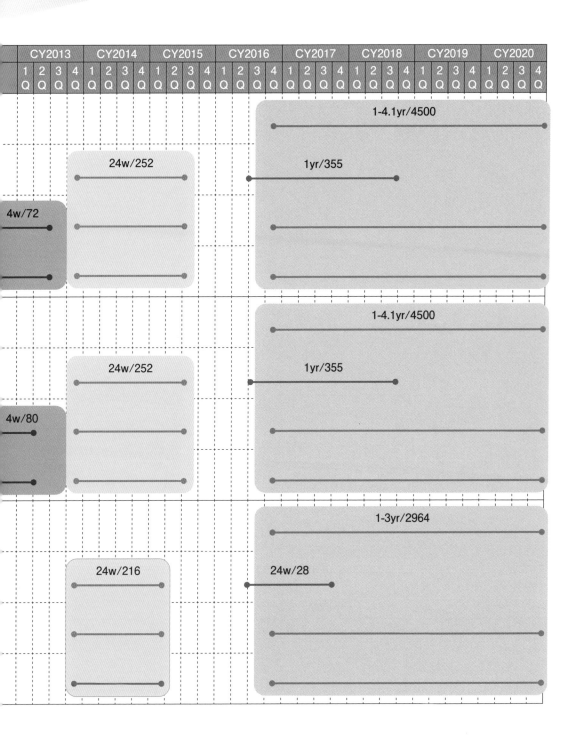

エナロデュスタット（日本たばこ産業：製造販売／鳥居薬品：販売）

　エナロデュスタットの物質特許は，2010年7月16日に日本のJT（日本たばこ産業株式会社）によって「トリアゾロピリジン化合物，ならびにそのプロリル水酸化酵素阻害剤及びエリスロポエチン産生誘導剤としての作用」の名称で出願がなされている．2011年に日本でFIH試験が開始されているが，ロキサデュスタットが大きな岐路に立たされていた2007年5月〜2008年8月のClinical Holdによる影響はない時期であった．

　2016年に韓国のJW Pharmaceutical（以下，「JW社」）と韓国における独占的開発・商業化権に関するライセンス契約を締結し，2019年には中国のShenzhen Salubris Pharmaceuticals Co., Ltd.（以下，「Salubris社」）と中国，香港，マカオ及び台湾における独占的開発・商業化に関するライセンス契約を締結している．

　開発エリアは，日本及びJTの子会社（AKEOS社）がある米国，韓国，中国，並びにアジアを中心に進められた．2011年時点で本社のある日本国内で第I相試験を開始，その直後に米国でも第I相試験が開始されている．2019年からは，韓国で第III相試験が開始され，中国においても開発が始められている．

　JTの自社創薬であるエナロデュスタットは，バダデュスタット及びダプロデュスタットと同様，慢性腎不全の透析患者だけでなく，保存期の腎性貧血に対する有効性が示されている．安全性も許容可能な結果を示し，保存期CKDに対しても効能効果に含むこと，1日1回の内服が必要なことがFirst in Classのロキサデュスタットと異なる点である．2020年に薬食審第一部会で審議され，同年9月25日に製造販売承認を取得した．

　評価資料中の第III相試験は6つで，保存期CKD患者を対象にした無作為化非盲検試験であるMBA4-4試験及び非盲検非対照試験であるMBA4-1試験，ESA治療歴のあるHD患者を対象にした無作為化二重盲検試験であるMBA4-5試験，ESA治療歴のないHD患者を対象にした非盲検非対照試験であるMBA4-6試験，ESA治療歴のあるHD患者を対象にした非盲検非対照試験であるMBA4-2試験，PD患者を対象にした非盲検非対照試験であるMBA4-3試験が提出された．2020年に薬食審第一部会で審議され，同年9月25日に製造販売承認を取得した．患者の状態によって用法・用量が異なる点が，上述のバダデュスタットと異なる．

表2-6　エナロデュスタットの開発年表

	2000	2011	2012	2013	2014	2015	2016	2017	2018	2019	2020	2021
鳥居 日本								契約 10/26				
臨床開発 国内		Ph-1 10/31		7/31								
				Ph-2 10/31				11/1				
									Ph-3 2/6	POC 7/12		
										申請 11/29		
											承認 9/25	
AKROS社 米国NJ	子会社											
米国			Ph-1 2/6				4/1					
JW社 韓国							契約 10/14					
Sulubris社 中国、香港、マカオ、台湾										契約 12/25		
臨床開発 韓国										Ph-3 1/1		

参考：エナロイ錠2mg，同錠4mg（日本たばこ産業株式会社）審査報告書

［効能又は効果］

腎性貧血

［用法及び用量］

〈保存期慢性腎臓病患者及び腹膜透析患者〉

　通常，成人には，エナロデュスタットとして1回2mgを開始用量とし，1日1回食前又は就寝前に経口投与する．以後は，患者の状態に応じて投与量を適宜増減するが，最高用量は1回8mgとする．

〈血液透析患者〉

　通常，成人には，エナロデュスタットとして1回4mgを開始用量とし，1日1回食前又は就寝前に経口投与する．以後は，患者の状態に応じて投与量を適宜増減するが，最高用量は1回8mgとする．

モリデュスタット（バイエル薬品）

　モリデュスタットの物質特許は，2007年10月12日にドイツのBayer Healthcare

AGによって出願が行われている．2011年にFIH試験が開始された．バイエル薬品によるHIF-PH阻害薬として，日本では2021年1月22日に製造販売承認を取得している．海外においては，類薬の開発が競合している状況を考慮し，第Ⅱ相試験終了後に開発中止が決定された．

[効能又は効果]

腎性貧血

[用法及び用量]

〈保存期慢性腎臓病患者〉

　　赤血球造血刺激因子製剤で未治療の場合

　　通常，成人にはモリデュスタットとして1回25mgを開始用量とし，1日1回食後に経口投与する．以後は，患者の状態に応じて投与量を適宜増減するが，最高用量は1回200mgとする．

　　赤血球造血刺激因子製剤から切り替える場合

　　通常，成人にはモリデュスタットとして1回25mg又は50mgを開始用量とし，1日1回食後に経口投与する．以後は，患者の状態に応じて投与量を適宜増減するが，最高用量は1回200mgとする．

〈透析患者〉

　　通常，成人にはモリデュスタットとして1回75mgを開始用量とし，1日1回食後に経口投与する．以後は，患者の状態に応じて投与量を適宜増減するが，最高用量は1回200mgとする．

参考：マスーレッド錠5mg等_バイエル薬品株式会社_審査報告書

Desidustat（ZYAN1）

　Desidustat（ZYAN1）の物質特許は，2013年12月23日にインドのCadila Healthcare Limitedにより出願が行われている．2014年にインドとオーストラリアでFIH試験が開始されている．現在，インドで第Ⅲ相試験が実施されているが，日本での開発は確認できていない．また，2020年に中国エリアにおいてChina Medical System Holdingsとの連携が発表された．インドを優先して新規化合物を開発している例として，注目に値する．

2. 腎性貧血を効能効果とする製品の競合環境

　腎性貧血に対するHIF-PH阻害剤としては，上記で述べた製品が上市されているが，関連する先行製品としては，既存のESAがある．既存のESAのうち腎性貧血の治療に多く使われているものとして，協和キリンの「ネスプ®」，「エスポー®」や中外製薬の「ミルセラ®」，「エポジン®」が挙げられる．そのなかでも，週1回投与の「ネスプ®」と初回投与が2週間隔でその後の維持投与は4週間隔の「ミルセラ®」といった投与間隔の長い製品が主流となっており，両剤の売上高は合わせて800億円を超えている．

　ESAは注射剤であることに加え，低反応性で効果が得られない患者も存在することが課題として指摘されている．一方，続々と登場している経口剤であるHIF-PH阻害薬は，ESA低反応性の患者にも効果が期待でき，ESAの次を担う腎性貧血治療薬と考えられている．

　HIFは低酸素状態への適応だけでなく，様々な生体現象の調節に関与していることが知られている．また，HIF-PH阻害薬は虚血性心疾患などにも効果を示す可能性がある一方で，血管内皮細胞増殖因子（VEGF）の産生にも関与しているため，血管新生が促されることでがんや糖尿病性網膜症を悪化させてしまうこともあり得ることが知られている．このような懸念を払拭できるかが，今後，HIF-PH阻害薬が市場に浸透するのかを占ううえで重要になってくると思われる．

　現在，世界では30種類以上のEPO及びESA製品が存在しているが，2010年時点においてもすでに激しい競争状況になっていた．特に，EPO製剤は激しい特許係争が繰り広げられてきた歴史を有する．今後，EPO及びその代替品の市場規模は，さらに拡大することが予想される．

3. HIF-PH阻害薬と既存のESAとの関係性

　1989年のAmgenによるEpogenの発売以来，様々なESAが開発され，激しい特許係争が繰り広げられてきた．2000年代前半には抗体医薬品が相次いで上市され，日本企業も海外のベンチャーとの提携に大きくかじを切り始めた．

過去の競合製品はいずれも注射剤であったが，HIF-PH阻害剤の登場によって
この市場が大きく変わっていくと予想される．ESAの明確な課題，見えにくい
が隠れている課題，腎性貧血以外の市場に対するアプローチ，新たな競合の出現
など，以下に挙げるポイントを参考に分析することで，今後の議論を注視する必
要がある．最終的にどの戦略が優れていたかは数年後に答えが出ることになるだ
ろう．

- https://clinicaltrials.gov などで競合製品の開発戦略を分析する（腎性貧血のス
  テージ，他の疾患，適応拡大の順番，タイミングなど）
- 化合物の特許出願のタイミング，終了スケジュール
- Co-Promotionのパートナー戦略（過去のEPO，ESAの販売チャネルの活用）
- 市場への浸透速度（適応の設定），ピーク時の売上，販売パートナーの持つチャ
  ネル

参考資料

- https://www.grandviewresearch.com/industry-analysis/erythropoietin-epo-drugs-market

医薬品医療機器開発マネジメント講座紹介

1. グローバル医薬品医療機器開発マネジメント講座について

　昨今，産業界では，開発初期からグローバル展開を見据えてアンメットメディカルニーズに応える新規事業を立ち上げられる人材の需要が急速に高まっている．一方，アカデミアでも日本医療研究開発機構（AMED）などへの申請に代表されるように，出口戦略（事業化／起業）を見据えて，研究成果から革新的医療技術を創出する手腕が要求されている．

　本講座では，産業界・アカデミアにおいて重要視されている「開発初期から出口戦略やグローバル展開を見据えて，アンメットニーズに応える新規事業・革新的医療技術を創出する人材」の育成を目標に，医薬品・医療機器の開発戦略やビジネス戦略に関する講義と，PMDAの審査報告書や公開された各種ソースを用いてのケーススタディーのグループワークを2016年より行っている．

　2020年度は，ノーベル生理学・医学賞（2019年）の受賞で注目を集める低酸素誘導因子（HIF）の作用を利用した腎性貧血治療薬「ロキサデュスタット」をテーマに取り上げ，その開発戦略について議論を行った．COVID-19感染予防対策のため，新たにオンライン・グループワークの方法を開発し，新時代に向けた試験的プログラムとして実施した．

2. グループワークの進め方とチューター・ファシリテーターの役割

● グループワークの目的・ポイント

　オープンイノベーションが起きる，ダイバーシティーを重視した学習環境を整え，グループワークを実施している．業界未経験者や多業種（関連の薄い職種）の方々が参加でき，主体性を持って参加できるように重点的にファシリテーションを行っている．これにより，各グループ5名程度の参加者は，イノベーションをマネジメントできる知識と技量を体感・体験し，身に付けることが可能となる．プログラムを通して，グローバル展開を見据え，研究開発段階からビジネスプランを立案し，マネジメントができる人材を養成することを目的としている．

　上記の流れを実現するためには，新製品開発のケーススタディーから学ぶ必要があり，一つの開発の中からターニングポイントとなるポイントはどこか，過去に遡って新たな開発戦略は立案可能だったかディスカッションし発表してもらっ

ている．そのためには，所属，職位，経験，バックボーンなどの枠組みを超えた議論とまとめ（終息）による新たな知見の創造が望まれている．

- **ファシリテーターの役割**

　グループワークを「促進する」，「容易にする」，「円滑にする」，「支援する」ことを通して，参加者の主体性（やる気）を高める，集団の相互作用（助け合い）を促進し，講座の目的に沿った成長を促すための支援をしている．

- **チューターの役割**

　グループワークの課題解決を推進するために，「教える」，「気づきを与える」，「ヒントを出す」などのインストラクターとしての役割を担っている．グループに入り込みながらも，ファシリテーターとともに参加者の主体性と相互性を引き出しながら，間接的に支援を行っている．

- **活動**
　□ファシリテーター（グループ主担当）：主担当グループに軸を置きながら，各グループを回る．
　□メンター（フリー）：全体のグループを回り，バランスを取るとともに，チューターや主担当ファシリテーターと連携し，全体の盛り上げ，推進の後押しを担う．
　□チューター：固定のグループを担当．設問やケース内容に関するインストラクションとフォローアップを行う．メンター（主・フリー）と連携し，設定時間内に所期の目的を達成できるように間接的な支援も行う．

グループ発表の例
（Group A ～ E の発表資料）

　本講座に実際に参加されたグループの最終発表資料を掲載する．事前学習資料をもとに①開発のターニングポイントを探り，②現状と異なる開発戦略についてチームで議論し，意見をまとめて各グループで発表していただいた．本書の理解を深める資料としてもご活用いただけるであろう．

▶▶ Aグループ

最適な開発パッケージ～優位性の確立

第5回グローバル医薬品医療機器マネジメント講座

ロキサデュスタット開発におけるターニングポイントと異なる開発戦略の提案

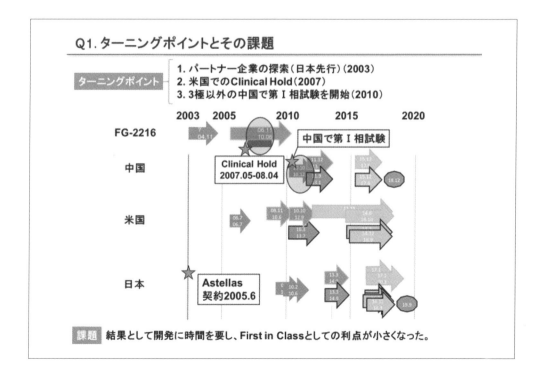

Q1. ターニングポイントとその課題

<2003年でのSWOT分析>

Strength
- 世界初経口HIF阻害剤として開発をリード
- EPO製剤より適応範囲が広い

Weakness
- FibroGen1社での資金力、開発力

Opportunity
- CKD患者は年々増加
- 癌化学療法に伴う貧血患者

Threat
- ビッグファーマ（EPO製品）の圧力
- 低分子から中分子への変化

今後、EPO製剤の特許が切れ、後発品が増える

<2020年でのSWOT分析>

Strength
- 経口HIF阻害剤として承認（日本・中国）
- EPO製剤より適応範囲が広い

Weakness
- 保存期は遅れて申請、未承認
- 初期特許は2024年で切れてしまう

Opportunity
- CKD患者は年々増加
- 癌化学療法に伴う貧血患者

Threat
- 他のHIF阻害剤は保存期を含めて申請、承認
→アステラス承認1年後に他社製承認（日本）
- 企業間連携による販売、流通、プロモーション

Q2. 現状と異なる開発戦略の提案（アステラス製薬）

市場（対象患者）〜最適な開発パッケージ〜優位性の確立

市場（対象患者)	最適な開発パッケージ	優位性の確立
透析施行中の腎性貧血 ・ESA未治療例 ・ESAからの切り替え	**評価対象試験のうち比較試験は全て国内試験** ・US及び中国の試験（P2以降）は全て参考資料	**後続するHIF-PH阻害薬（透析期及び保存期）** ・バダデュスタット（田辺三菱）、ダプロデュスタット（GSK） →他社との連携
保存期慢性腎臓病患者、EPO非適応例への拡大	3社間での協働関係・シナジー4極（米国/中国/日本/欧州）での順列・組み合わせ（最適化）	マーケット優位性（初期⇒拡大）他社とのコラボレーション（自前中心主義からの脱却）

初期段階での全体開発（戦略）プラン　　　開発年表　　　Data Package

腎性貧血（〜60万人）
透析患者数（〜33万人）

ESA（ネスプ＋ミルセラ）800億円

ロキサデュスタット 61.9億円（ピーク時）

■ 潜在的マーケットVolume

ESA製剤「ネスプ」を再類似薬とする類似薬効比較方式で算定

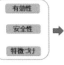

AZ ⟷ Fibrogen ⟷ Astellas

有効性
安全性
特徴づけ

CK: Stage 3〜5
(EPO製剤：Stage 5)

First In Class
↓
Launch後の
垂直立ち上げ
↓
Maximum
Penetration

EPO市場と並行して
EPO市場以外の適用疾患の可能性に着目

第5回グローバル医薬品・医療機器開発マネジメント講座

ロキサデュスタット

ターニングポイント分析および
Another Story検討

Contents

➢ FibroGen社ターニングポイント分析

➢ Another Story検討

➢ 開発ロードマップ

FibroGen社ターニングポイント分析

年	イベント	課題	FibroGenの判断（推測）
2001年	HIFのコントロールによる経口貧血治療薬のアイデア	・他の適用疾患の可能性	・まずEPOの市場を狙う
2002-2004年	米でFG-2216のPh1開始	・米国以外の市場設定と治験戦略 ・Co-Promotionパートナー戦略	・米国は単独、日欧はライセンス
	FG-4592を候補薬として抽出、開発着手	・2剤並行して開発するリスク ・FG-2216との使い分け戦略	・米国以外のライセンス提携資金でFG-4592を並行開発
2005年	米でFG-2216のPh2開始(腎性貧血保存期)	・Ph1でPOC取得による戦略変更	・米国でのライセンス提携加速
	FG-2216、アステラスへ日本独占開発、販売実施権付与契約	・どの市場をアステラスに渡すか (当時の山之内には、グローバル開発の力がない・)	・米中以外の主要市場をライセンスアウトすることで資金確保
2006年	FG-4592含めアステラスへEU等での共同開発、独占的販売契約		
	米でFG-4592のPh1開始		
2007年	米でFG-2216クリニカルホールド	・治験実施国戦略見直し ・候補薬見直し ・資金計画見直し	・FG-4592を有望薬として再開 ・中国での治験実施準備着手
2008年	FG-4592米でPh2再開		
2010年	FG-4592日本でPh1開始		
2010年	中国でPh1開始	・国際共同治験の可能性 ・非ICH国での治験実施ノウハウ ・パートナー戦略	・中国でPh1-2を単独実施し、パートナーと共同開発に持ち込む
2013年	アストラゼネカとの共同開発契約（米・中）	・共同開発か独占権付与か	・共同開発として自社関与
2019年	中国で製造販売承認		
2020年	日本で製造販売承認取得		

Another Story検討

EPO市場と並行してEPO市場以外の適用疾患の可能性に注目

1．【開発初期~中期】EPO市場以外の適用疾患の可能性

✓ 動物モデル等でPHD阻害薬の効果が認められた報告あり

2．【開発中期】国際共同治験の可能性

✓ 中国は当時のICHメンバーでなかった
✓ 中国は患者がカルテを持ち歩くなど、信頼性担保の面で課題有り
✓ 治験開始前に中国当局の許可を取るのに1か月以上かかる
✓ 経口投与薬治験は人種間差が出やすい

3．【開発初期~中期】他のCo-Promotionパートナー設定の可能性

✓ EPO/ESA販売チャネルを持つプレイヤーとの協業可能性
✓ ダイアライザのプレイヤーとの協業可能性

適用疾患候補

適用剤型、市場性の観点から炎症性腸疾患(IBD)をターゲットに選定

	可能性の根拠	剤型	患者数、市場	POC/エンドポイント	競合・既存手法
末梢動脈疾患（PAD）	2000年：HIF-1α/VP-16の血管新生作用 2007年：HIF-1αの遺伝子治療（AdCA5）が、下肢虚血マ**腎性貧血と同剤型** モデルに有効、Ph1開始	注射剤 (CD34の再生医療との併用)	潜在的患者数 300～400万人 **市場が大きく、高薬価が見込める**	血行動態指標(血圧) **エンドポイントが明確**	血管形成術/バイパス手術 ステント治療術 抗血小板薬 β遮**重症患者向け治療薬は毒性・副作用懸念が大きい**
炎症性腸疾患（IBD）	2008年頃にマウス大腸疾患に対する保護的な作用の報告	経口剤	**全世界500万人** **約1000億円市場** 欧州：220万人 米国：140万人 日本：16万人	mayoスコア CDAI寛解率	5-ASA製剤 副腎皮質ステロイド **免疫調整薬** **抗TNF薬** マイクロバイオーム（糞便移植）
虚血性心疾患	2002年頃からラットの急性心筋梗塞モデルにHIF-1α/VP-16が、梗塞サイズを縮小し、急性虚血心筋における血管新生を増大	経口剤あるいは注射剤	急性心筋梗塞 約3万人 ・その他の虚血性心疾患約3万人	冠動脈イベント発現率	冠動脈バイパス術 カテーテル治療 β遮断薬 血管拡張薬
脳卒中	2007年頃、PHD阻害剤(TM6008およびTM6089）が脳虚血疾患モデルでニューロンを保護。	経口剤	脳血管疾患の患者数(日本, 2016年）：111万5,000人	虚血状態の再発 出血イベントの出現率	抗血栓薬 脳保護薬 抗脳浮腫薬

IBDに対するPHD阻害剤作用機序（推定）

HIF-1標的遺伝子活性化による保護作用、免疫調節、創傷治癒作用を期待

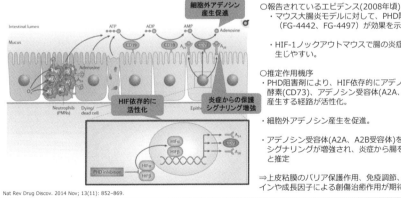

Nat Rev Drug Discov. 2014 Nov; 13(11): 852–869.

○報告されているエビデンス(2008年頃)
・マウス大腸炎モデルに対して、PHD阻害剤（FG-4442、FG-4497）が効果を示した。

・HIF-1ノックアウトマウスで腸の炎症が生じやすい。

○推定作用機序
・PHD阻害剤により、HIF依存的にアデノシン分解酵素(CD73)、アデノシン受容体(A2A、A2B)を産生する経路が活性化。

・細胞外アデノシン産生を促進。

・アデノシン受容体(A2A、A2B受容体)を介したシグナリングが増強され、炎症から腸を保護すると推定

⇒上皮粘膜のバリア保護作用、免疫調節、サイトカインや成長因子による創傷治癒作用が期待される。

IBD治療薬：Target Product Profile

既存薬より安価で、副作用懸念/患者負担の少ない治療薬を創出する

製品の種類	薬剤の種類	低分子
	標的分子	HIF-PH
	既存薬剤との比較	TNF製剤対比：安価、経口投与で患者負担軽減 免疫抑制剤対比：毒性懸念および副作用懸念低い
対象疾患と用法	適応症	炎症性腸疾患(IBD；潰瘍性大腸炎、クローン病)
	対象とする患者集団	中等度から重度の活動期にあるクローン病患者 および潰瘍性大腸炎患者
	臨床開発計画	まずクローン病を適用疾患とし、潰瘍性大腸炎へ と適用拡大を狙う
用法・用量		腎性貧血と同等を想定
安全性と毒性		長期使用での発がん性懸念

開発ロードマップ

**米国・クローン病を単独で先行して走らせ、POC後に国際パートナーとの
アライアンス、潰瘍性大腸炎への適用拡大を図る**

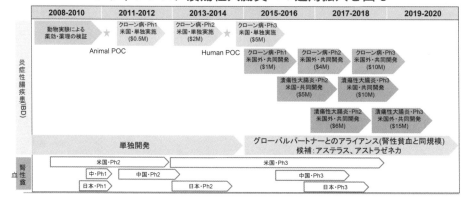

Summary

・異なる開発戦略として、EPO市場と並行して
　EPO以外の市場を狙う可能性に注目。

・炎症性腸疾患（IBD)をターゲットとする開発を、
　2008年頃から並行させるストーリーを設定。

・ HIF-1標的遺伝子の活性化による効果を狙い、既存薬より安価で
　副作用懸念/患者負担の少ない治療薬を創出。

・米国・クローン病を単独で先行して走らせ、POC後に国際パートナー
　とのアライアンス、潰瘍性大腸炎への適用拡大を図る。

重症化予防コンソーシアムの構築

ロキサデュスタット開発戦略の立案
~重症化予防コンソーシアムの構築~

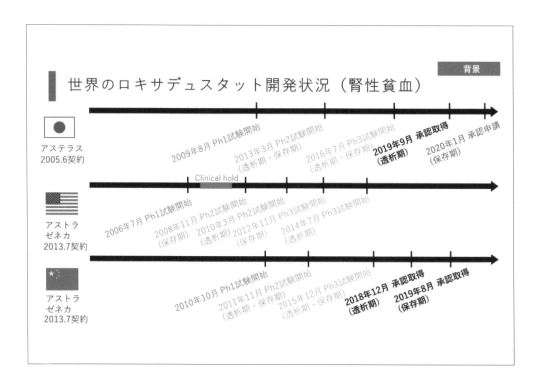

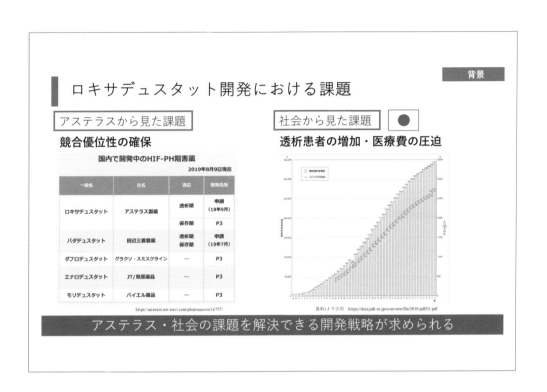

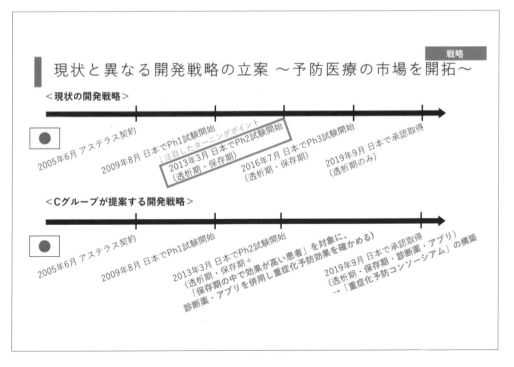

具体案 〜重症化予防コンソーシアムの構築〜

保存期患者の貧血治療による「重症化予防」

重症化予防コンソーシアム

腎不全患者（透析期）

重症化予防

アステラス　貧血治療（ロキサデュスタッド）

行政・健保・企業・病院

潜在患者の発見

腎不全患者（保存期）

診断（診断薬・AI）

貧血治療以外のソリューション
健康管理アプリ
運動・食事療法など

予防

・早期診断
・重症度分類バイオマーカー

健常

アステラス　・保存期患者へのロキサデュスタッド処方
・透析患者減少による医療費削減に応じたリターン

健康寿命の延伸。医療費削減。

原稿戦略ベースの提携先関係強化，未開拓市場への集中
→ドミナント

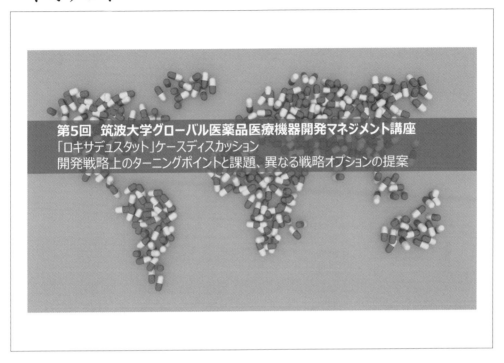

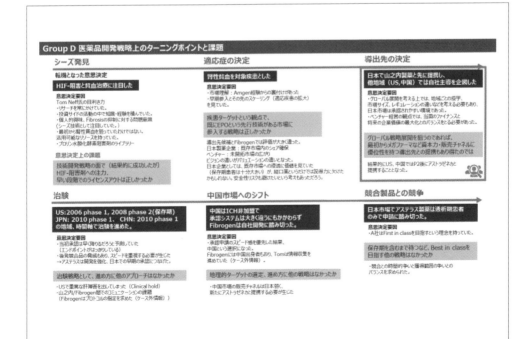

Group D 異なる戦略オプションの提案

現行戦略：既存市場での差別化→スケーリング

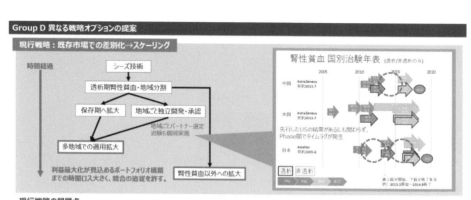

現行戦略の問題点
・腎性貧血分野という既存市場で地域を分けて参入したが、結果的に開発過程が冗長となり、競合に対し先行者優位を築くことができなかった。
（当初、承認申請は早期に実現できるものと見込んでいた）
・特に、各地域で独立で実施した治験において、フェーズ間に空白期間が生じており、オペレーションの最適化の余地が残った。
（日本でF社とA社の間で開発方針の合意形成が遅れ、中国で提携先検討の模索期間があったという事情も）

代替戦略の方向性
①現行戦略をベースに、開発オペレーション最適化（地域間の連携強化）を行い、時間ロスを最小化する。
②参入市場・導出先の戦略そのものを見直す。既存市場は資本・チャネルに勝るパートナーに任せ、自社は選択と集中を行う。

Group D 異なる戦略オプションの提案

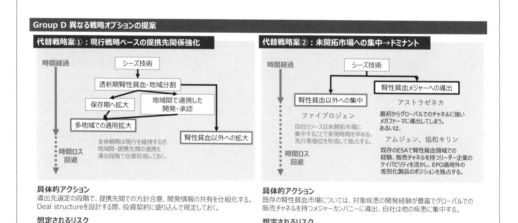

代替戦略案①：現行戦略ベースの提携先関係強化

具体的アクション
導出先選定の段階で、提携先での方針合意、開発情報の共有を仕組化する。
Deal structureを設計する際、投資契約に盛り込んで規定しておく。

想定されるリスク
・規定事項が増えると想定外の環境変化への柔軟な対応が難しくなる。
・契約時の合意形成は困難が予想。倫理観、信頼関係、リーダーシップが必要。

グループディスカッション
現実的と思われるが、期待効果はどうか。属人的要素強く、仕組化できるのか？
現行戦略でも提携先でのコミュニケーションは当然あったであろうと推察される。

代替戦略案②：未開拓市場への集中→ドミナント

具体的アクション
既存の腎性貧血市場については、対象疾患の開発経験が豊富でグローバルでの
販売チャネルを持つメジャーカンパニーに導出、自社は他の疾患に集中する。

想定されるリスク
P2にも至っていない早期のライセンスアウトではロイヤルティ収入は低くなる。
その他貧血市場で立ち上げ失敗となった場合、期待利益は大きく損なわれる。

グループディスカッション
地域毎ではなく疾患毎に分けることは現実的ではないかもしれない。
万一、導出先開発で化合物に難が付いた場合、自社開発にも影響が及ぶ。

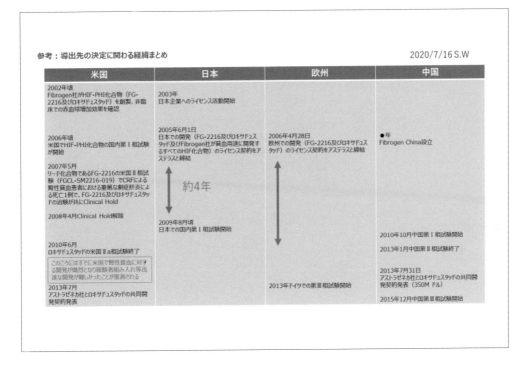

米国	日本	欧州	中国
2002年頃 Fibrogen社がHIF-PHI化合物（FG-2216及びロキサデュスタッド）を創製、非臨床での赤血球増加効果を確認	2003年 日本企業へのライセンス活動開始		
2006年頃 米国でHIF-PHI化合物の国内第Ⅰ相試験が開始	2005年6月1日 日本での開発（FG-2216及びロキサデュスタッド及びFibrogen社が貧血用途に開発するすべてのHIF化合物）のライセンス契約をアステラスと締結	2006年4月28日 欧州での開発（FG-2216及びロキサデュスタッド）のライセンス契約をアステラスと締結	●年 Fibrogen China設立
2007年5月 リード化合物であるFG-2216の米国Ⅱ相試験（FGCL-SM2216-019）でCRFによる腎性貧血患者における重篤な劇症肝炎による死亡1例で、FG-2216及びロキサデュスタッドの治験が共にClinical Hold			
2008年4月Clinical Hold解除	2009年8月頃 日本での国内第Ⅰ相試験開始		
2010年6月 ロキサデュスタッドの米国Ⅱa相試験終了			2010年10月中国第Ⅰ相試験開始 2013年1月中国第Ⅱ相試験終了
このころにはすでに米国で腎性貧血に対する開発が標型となり被験者組み入れ等迅速な開発が難しかったことが推測される			2013年7月31日 アストラゼネカ社とロキサデュスタッドの共同開発契約発表（350M ドル）
2013年7月 アストラゼネカ社とロキサデュスタッドの共同開発契約発表		2013年ドイツでの第Ⅲ相試験開始	2015年12月中国第Ⅲ相試験開始

約4年

ICH-GCP で開発されかつ透析患者の多い日本での開発の優先

ロキサドュスタット
開発戦略

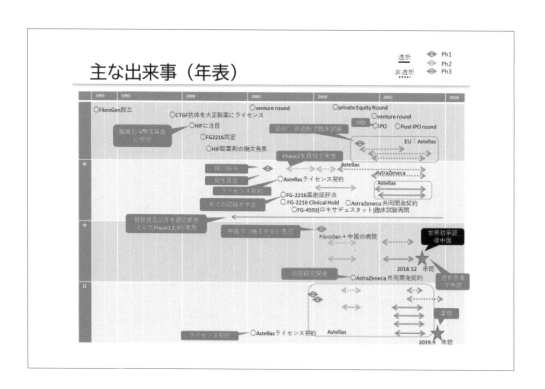

Clinical Hold後の課題

> ### ターニングポイント
> 米国における **FG-2216**の**Clinical Hold**

課題

- **対象地域**
  市場規模： 4割:北米, 1割:日本(世界2位(当時)), 3割:欧州全体, 1割:中国
- **治験デザイン** 透析期患者と非透析患者への治験実施時期
- **適応症**
  腎性貧血・透析期患者に注力 or MDSや化学療法による貧血など適応症拡大
- **薬価維持の方法** 世界初の新薬 or 幅広い地域・適応症に対する後発薬
- **資金面** ライセンスアウト or 共同開発

ICH-GCP内かつ**透析患者**の多い**日本**での開発を
最優先に行うことで、より早い承認・上市を目指す

開発戦略（FibroGen社として）

【日本】
契約：アステラスと共同開発（腎性貧血） ⇒ 発言権
疾患：透析患者 ⇒ HIF-PH阻害薬として早期承認
資金：アステラスにライセンスアウト(MDS,化学療法随伴貧血(日欧))

【欧米】
契約：Johnson&Johnsonと共同開発 ⇒腎疾患市場でmarketあり
Phase3 欧米共通の治験実施計画書 ⇒リクルート期間短縮

【中国】
契約：AstraZeneca（中国市場重視）と共同開発
日本のPh3：安全性問題なし確認後、当局と交渉開始
生産工場を中国設立など当局と早期承認を交渉

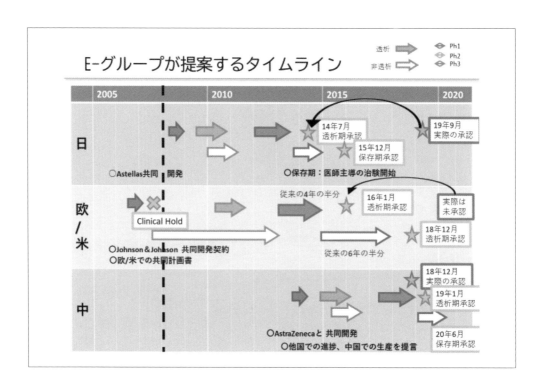

筑波大学T-CReDOのミッション

　つくば臨床医学研究開発機構（Tsukuba Clinical Research & Development Organization, T-CReDO）は，筑波大学医学医療系並びに附属病院が協同し，附属病院及び医学医療系の既存の組織を発展的に統合再編して，2015年（平成27）6月1日に設立されました．

　T-CReDOは，さらに臨床開発機能を強化し，筑波大学はもとより，筑波研究学園都市を中心とする産官学の研究機関にある様々な医療関係のシーズを着実に実用化に導くこと，及び臨床研究に関わる研究者や専門職を育成することを目的としています．研究成果の実用化には，出口を見据えた研究開発戦略が必須であり，T-CReDOでは，基礎研究から臨床開発まで実用化へのシームレスな支援とともに，知的財産や研究資金の獲得，起業家の育成，研究開発に関わるプロフェッショナル人材の育成を含めて包括的に支援をしています．特に，実用化や人材育成には，研究者と医療，および研究者と産業・社会との交流が必須であり，そのような場を提供するプログラムを開発し，提供してきました．

　筑波大学は2017年（平成29）3月日本医療研究開発機構（AMED）の橋渡し研究拠点に採択され，T-CReDOはこの実用化の動きを加速させています．T-CReDOは，革新的医薬品・医療機器等を継続的に創出し，国民の健康福祉と日本の医療技術産業の発展に貢献し，医療技術に関する国際的研究開発拠点となることを目指しています．皆様のご支援・ご参画を心よりお願い申し上げます．

2022年5月

つくば臨床医学研究開発機構　機構長
臨床研究推進センター長

荒川義弘

医薬品・医療機器開発ケーススタディー

ロキサデュスタット

～バイオベンチャー及びグローバルファーマの視点からみた
　開発ストーリーと多角的アプローチによる開発戦略の分析～

2022年6月10日　第1刷発行

編　集　　筑波大学つくば臨床医学研究開発機構(T-CReDO)

発　行　　株式会社 薬事日報社
　　　　　〒101-8648 東京都千代田区神田和泉町1番地
　　　　　電話　03-3862-2141（代表）
　　　　　URL　https://www.yakuji.co.jp/

制作・印刷　クニメディア株式会社

Ⓒ2022　Tsukuba Clinical Research & Development Organization
ISBN 978-4-8408-1585-7